| 三 网 年 鉴 |

上海市细菌耐药、抗菌药物应用和医院感染监测报告

2022年度

衣承东　王明贵　主　编

胡必杰　胡付品　吕迁洲　倪元峰　钟明康　副主编

上海市卫生健康委员会抗菌药物临床应用与管理专家委员会

U0188357

上海科学技术出版社

图书在版编目（CIP）数据

上海市细菌耐药、抗菌药物应用和医院感染监测报告
. 2022年度 / 衣承东，王明贵主编. — 上海 : 上海科
学技术出版社，2023.10
　ISBN 978-7-5478-6339-8

Ⅰ. ①上… Ⅱ. ①衣… ②王… Ⅲ. ①细菌－抗药性
－卫生监测－研究报告－上海－2022②抗菌素－应用－卫
生监测－研究报告－上海－2022③医院－感染－卫生监测
－研究报告－上海－2022 Ⅳ. ①R978.1②Q939.107

中国国家版本馆CIP数据核字（2023）第185273号

上海市细菌耐药、抗菌药物应用和医院感染监测报告（2022 年度）

衣承东　　王明贵　主编

上海世纪出版（集团）有限公司 出版、发行
上 海 科 学 技 术 出 版 社
（上海市闵行区号景路 159 弄 A 座 9F-10F）
邮政编码 201101　www.sstp.cn
上海光扬印务有限公司印刷
开本 787×1092　1/16　印张 6.75
字数 95千字
2023 年 10 月第 1 版　2023 年 10 月第 1 次印刷
ISBN 978-7-5478-6339-8 / R·2848
定价：68.00元

内 容 提 要

本书详尽记述了2022年上海市细菌真菌耐药监测网、上海市抗菌药物临床应用监测网以及上海市医院感染防控与监测网（简称"三网"）的监测研究成果，简称"2022年度三网年鉴"，内容包括细菌耐药监测、抗菌药物临床应用监测、医院感染监测与防控，并介绍"三网联动"综合评分标准等。

监测报告对上海市2022年"三网"的监测结果进行全面总结、分析。上海市细菌真菌耐药监测网对临床分离菌的耐药状况做了总结报告，数据来自参与该网监测的成员单位，包括58家三级医疗机构和12家二级医疗机构。上海市抗菌药物临床应用监测网收录了369家医疗机构上报的数据，包括62家三级医疗机构、59家二级医疗机构以及248家社区医疗机构。上海市院内感染质量控制中心（上海市医院感染防控与监测网）对3种导管相关感染发生率、血培养送检率及手卫生依从性等指标进行了监测。

本书呈现了以上主要内容的医疗数据，内容翔实、可靠，反映了上海最新的细菌耐药、抗菌药物应用、医院感染防控与监测等情况，可供相关临床、科研等人员参考。

编 委 会

主 编

衣承东　王明贵

副主编

胡必杰　胡付品　吕迁洲　倪元峰　钟明康

顾 问（按汉语姓名拼音排序）

高 申　刘皋林　陆 权　倪语星　周 新　朱德妹

编 委（按汉语姓名拼音排序）

班海群　卞晓岚　曹 清　陈尔真　陈 敏　陈轶坚
陈英耀　陈璋璋　高晓东　顾洪安　郭 澄　郭 燕
黄静琳　黄 怡　蒋良芝　冷蓓峥　李 敏　李晓宇
李 屹　李 奕　李智平　廖 赟　林 海　刘 瑛
马 骏　潘 珏　瞿洪平　孙 湛　汪瑞忠　王 斌
王惠英　王剑云　王敬华　王 鹏　王 卓　魏 馨
吴文娟　吴增斌　徐玉敏　许 洁　杨 帆　应春妹
余 红　原永芳　曾 玫　张 泓　张 健　张建中
张 菁　张 群　赵 虎　祝德秋　邹 妮

秘 书（按汉语姓名拼音排序）

李 颖　应寅清

编 者 序

2004年,卫生部等部委颁发《抗菌药物临床应用指导原则》(卫医发〔2004〕285号),揭开了我国抗菌药物临床合理应用及管理的序幕。十余年来,我国在抗菌药物管理(以下简称AMS)方面做了大量工作,开展了各类学术活动,AMS领域的理论水平得到极大提高。下一步需要思考的问题是如何将AMS理论转化为临床实践?如何践行新时代AMS行政指导下的目标导向的专业化、科学化管理?

上海于2017年成立"上海市卫生计生委抗菌药物临床应用与管理专家委员会"(以下简称"专委会",专委会于2019年6月更名为上海市卫生健康委员会抗菌药物临床应用与管理专家委员会),旨在发挥上海市细菌感染诊疗相关临床科室、临床微生物、临床药学、医院感染防控、行政管理等多部门、多学科专家的优势,提高抗菌药物临床应用水平,加强医疗机构抗菌药物临床应用管理,保障医疗质量和医疗安全。

专委会成立后,在上海开创性地开展"三网联动",将上海市细菌真菌耐药监测网、上海市抗菌药物临床应用监测网及上海市医院感染防控与监测网(以下简称"三网")的数据加以整合,加强多学科人员的交流与合作,以提高监测数据的分析与利用效率,积极防控耐药菌感染。专委会成立以来，通过"三网联动"做了一系列探索性工作，循序渐进地开展抗菌药物合理用药及管理，将AMS的政策落地，受到多方关注。从2017年起，专委会编撰了"上海市细菌耐药、抗菌药物应用和医院感染监测报告"，将"三网"的监测数据整合在一起，形成"三网年鉴"，业界反馈良好。2018年起，上述3个监测网每年联合召开年度总结会，分析监测数据，使参会人员对3个监测网的数据有一个全面的了解，同时加强了多学科专业人员的交流、沟通。

从2018年起，专委会建立了4个权重指数的评分标准：复合指标、细菌耐药权重指数、抗菌药物使用权重指数与医院感染权重指数，以期客观评价各医疗机构的相关指标，便于同级医院的横向比较。每年对评分标准做必要的更新，刊登于最近的监测报告中。依据评分标准，对医疗机构进行打分，实地督导。2019—2020年，专委会组织多学科专家对所有列入三网的上海市57家医疗机构进行了第1轮实地督导，每个小组由5名多学科成员组成，每家医疗机构督导半天。2021—2022年对52家医疗机构进行了第2轮督导。根据监测网的数据，找出主要问题，多学科专家实地考察后提出针对性的具可行性的整改、提升方案。督导的出发点是根据监测数据反映的问题，利用多学科的力量真心实意地协助被督导单位提升AMS水平，因而也受到被督导单位领导及专家的欢迎。

本监测报告对上海市2022年"三网"的监测结果进行如下全面总结和分析：

上海市细菌真菌耐药监测网对临床分离菌的耐药状况做了总结报告，数据来自参与该网监测的成员单位，包括58家三级医疗机构和12家二级医疗机构。上海市抗菌药物临床应用监测网收录了369家医疗机构上报的数据，包括62家三级医疗机构、59家二级医疗机构以及248家社区医疗机构。上海市院内感染质量控制中心（上海市医院感染防控与监测网）对3种导管相关感染发生率、血培养送检率及手卫生依从性等指标进行了监测。

　　我们坚信在多学科专家的共同努力下,我国的抗菌药物合理应用水平一定会得到提高,细菌耐药一定能得到遏制!

上海市卫生健康委员会抗菌药物临床应用与管理专家委员会

2023 年 10 月

目　　录

第一篇　细菌耐药监测报告 / 01

一、材料与方法 / 04

（一）材料 / 04
（二）方法 / 05

二、结果 / 06

（一）细菌分布 / 06
（二）耐药菌检出率 / 08
（三）革兰阳性球菌对抗菌药物的敏感性 / 09
（四）革兰阴性杆菌对抗菌药物的敏感性 / 13

三、讨论 / 20

四、 资讯分享：耐药监测数据在线平台 CHINET
数据云 / 23

五、新书出版 / 25

第二篇　抗菌药物临床应用监测报告 / 29

一、2022 年上海市三级医疗机构抗菌药物
临床使用数据 / 31

（一）资料与方法 / 31

（二）结果 / 32

二、2022 年上海市二级医疗机构抗菌药物临床使用数据 / 41

（一）资料与方法 / 41

（二）结果 / 42

三、2022 年上海市社区医疗机构抗菌药物临床使用数据 / 50

（一）资料与方法 / 50

（二）结果 / 50

四、2022 年临床应用监测结果讨论 / 60

（一）社区医疗机构 / 60

（二）二级医疗机构和三级医疗机构 / 60

第三篇　医院感染监测与防控报告 / 63

一、培训开展情况和效果 / 65

（一）医院感染管理岗位培训班 / 65

（二）全国学术年会 / 66

（三）各类研讨会 / 66

二、督查工作的组织开展情况 / 66

（一）年度质控督查 / 66

（二）新冠专项督查 / 67

三、特色工作 / 67

（一）"三网联动"工作 / 67

（二）降低血管内导管相关血流感染 / 68

（三）能力建设 / 68

（四）上海市级医院院感防控技能培训基地项目　/ 68

（五）撰写相关地方标准及专家共识　/ 69

（六）科研调查　/ 69

四、常规监测工作 / 76

（一）ICU 目标性监测 / 76

（二）围手术期抗菌药物预防用药监测 / 76

（三）血液标本送检率调查 / 78

（四）手卫生依从性监测 / 78

第四篇　"三网联动"综合评分标准 / 81

一、复合指标 / 83

（一）感染病诊治多学科专业队伍建设（45 分）/ 83

（二）抗菌药物采购目录优化（45 分）/ 84

（三）规范 β-内酰胺类抗菌药物皮试（10 分）/ 87

二、细菌耐药权重指数 / 87

（一）标本质量分值（50 分）/ 87

（二）耐药程度（50 分）/ 89

三、抗菌药物使用权重指数 / 90

（一）基础分值（25 分）/ 90

（二）综合性医院抗菌药物管理指标分值（20 分）/ 91

（三）重点监测抗菌药物分值（55 分）/ 91

四、医院感染权重指数 / 92

（一）基础分值（20 分）/ 92

（二）监测权重分值（80 分）/ 93

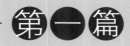

第一篇

细菌耐药监测报告

三网年鉴

上海市细菌真菌耐药监测网

上海市抗菌药物临床应用监测网

上海市医院感染防控与监测网

多重耐药菌的广泛流行为临床的抗感染治疗带来重大挑战，尤其是碳青霉烯类耐药革兰阴性杆菌，包括碳青霉烯类耐药肠杆菌目细菌（Carbapenem-resistant Enterobacterales, CRE）、碳青霉烯类耐药铜绿假单胞菌（Carbapenem-resistant *Pseudomonas aeruginosa*, CRPA）和碳青霉烯类耐药鲍曼不动杆菌（Carbapenem-resistant *Acinetobacter baumannii*, CRAB）等。为控制细菌耐药性的发展，早在1988年，在世界卫生组织（WHO）细菌耐药性监测专题组的支持下，我国卫生部组建由中国药品生物制品检定所和上海医科大学附属华山医院抗生素研究所负责的北京和上海地区细菌耐药性监测网。2005年卫生部、国家中医药管理局和解放军总后卫生部联合建立了全国抗菌药物临床应用监测网和细菌耐药监测网。2009年，上海市卫生局正式批复成立"上海市细菌耐药监测网"，复旦大学附属华山医院抗生素研究所具体负责"上海市细菌耐药监测网"的日常运行。复旦大学附属华山医院抗生素研究所是我国最早开展细菌耐药性监测工作的单位之一。经过30多年的积累，目前已形成一套较为成熟、可靠的细菌耐药性监测工作体系及合理的团队建设。

2017年5月，为进一步规范和推动上海市细菌真菌耐药监测工作，根据《关于进一步做好全国合理用药监测、上海市抗菌药物临床应用监测网和细菌耐药监测网相关工作的通知（沪卫医政〔2009〕25号）》《国家卫生计生委办公厅关于提高二级以上综合医院细菌真菌感染诊疗能力的通知》（国卫办医函〔2016〕1281号）等文件精神，在"上海市细菌耐药监测网"现有工作的基础上，增加真菌耐药监测的工作职责，更名为"上海市细菌真菌耐药监测网"，是我国第一个同时监测细菌和真菌耐药性的省级监测网络。

2022年，上海市细菌真菌耐药监测网在全国率先成立药敏试验参考实验室，旨在提高微生物实验室的药敏试验标准化和规范化能力、协助临床抗感染治疗和解决现有耐药监测问题，最终建立我们国家的抗微生物药敏试验执行标准和相关规范体系。首批8家"上海市细菌真菌耐药监测网药敏试验参考实验室"包括上海交通大学医学院附属瑞金医院临床微生物科、复旦大学附属中山医院检验科临床微生物室、上海交通大学医学院附属仁济医院检验科临床微生物室、复旦大学附属儿科医院检验科临床微生物室、上海市儿童医院检验科临床微生物室、同济大学附属东方医院南院检验科临床微生物室、上海市临床检验中心临床微生物室和复旦大学附属华山医院抗生素研究所临床微生物室等。依托新成立的药敏试验参考实验室，"上海市细菌真菌耐药监测网"计划于2023年起开展两项耐药菌多中心流行病学调查研究，一项是复旦大学附属华山医院牵头的"头孢他啶/阿维巴坦药敏试验和碳青霉烯酶检测的多中心项目"，另一项是上海交通大学医学院附属仁济医院牵头的"甲氧西林耐药金黄色葡萄球菌多中心项目"。

2022年上海市细菌真菌耐药监测网共含58家三级医疗机构（包含16家近年来通过"二升三"评审的三级乙等综合医院）和12家二级医疗机构。现将2022年上海市细菌耐药监测的材料方法以及监测结果报道如下。

一、材料与方法

（一）材料

细菌：收集2022年1月1日—12月31日上海市细菌真菌耐药监测网70家医疗机构（同一家医疗机构不同院区经单独考核合格后入网）的非重复临床分离株，按上海市细菌真菌耐药监测统一方案进行细菌对抗菌药物的敏感性试验，剔除非无菌体液标本分离的凝固酶阴性葡萄球菌和

α-溶血性链球菌。

（二）方法

1. 药物敏感性试验

按照2022年版美国临床和实验室标准化协会（Clinical and Laboratory Standards Institute, CLSI）M100 32nd ed文件推荐的标准[1]，采用纸片扩散法或自动化药敏系统测定细菌对抗菌药物的敏感性。替加环素按美国食品药品监督管理局（FDA）推荐的判断标准[2]。黏菌素和多黏菌素B按欧洲抗菌药物敏感性试验委员会（EUCAST）推荐的判断标准[3]。药敏试验质控菌株为金黄色葡萄球菌ATCC 25923（纸片法）和ATCC 29213（MIC法）、大肠埃希菌ATCC 25922、铜绿假单胞菌ATCC 27853、肺炎链球菌ATCC 49619和流感嗜血杆菌ATCC 49766。

2. β-内酰胺酶检测

采用头孢硝噻吩试验检测流感嗜血杆菌和卡他莫拉菌中的β-内酰胺酶。

3. 青霉素不敏感肺炎链球菌的检测

肺炎链球菌青霉素不敏感株，包括青霉素中介肺炎链球菌（Penicillin-intermediated *Streptococcus pneumoniae*, PISP）和青霉素耐药肺炎链球菌（Penicillin-resistant *Streptococcus pneumoniae*, PRSP）。按2022年CLSI M100 32nd ed文件要求[1]，如1 μg/片苯唑西林纸片法抑菌圈直径≥20 mm者，为青霉素敏感肺炎链球菌（Penicillin-susceptible *Streptococcus pneumoniae*, PSSP）；如抑菌圈直径≤19 mm者，采用E试验条测定青霉素最低抑菌浓度（minimal inhibitory concentration, MIC）。

4. 糖肽类或噁唑烷酮类不敏感革兰阳性球菌的检测

对常规药敏试验显示万古霉素、利奈唑胺或替考拉宁不敏感的革兰阳性球菌，按要求对细菌进行重新鉴定确认以及测定万古霉素、利奈唑胺或替考拉宁的MIC值。部分菌株采用PCR法确认万古霉素耐药基因型。

5. 碳青霉烯类耐药革兰阴性杆菌的检测

肠杆菌目细菌中碳青霉烯类耐药菌株定义为对亚胺培南、美罗培南或厄他培南中任一种抗生素耐药者，或有明确碳青霉烯酶检测证据者[4]。其中，摩根菌属、变形杆菌属等细菌需参考亚胺培南以外的其他碳青霉烯类抗菌药物的药敏结果。铜绿假单胞菌和鲍曼不动杆菌中亚胺培南或美罗培南耐药者为碳青霉烯类耐药菌株。

6. 人群分类

儿童分离株指分离自年龄≤17岁患者的临床分离细菌；成人分离株指分离自年龄≥18岁患者的临床分离细菌。

7. 数据统计分析

本网医院将数据上传至中国细菌耐药监测网（CHINET）数据云网站（www.chinets.com）进行处理后生成统一的dbf格式数据文件，统计分析采用WHONET 5.6软件（2022-07-18版本），同时采用WHONET 2022软件（2022-08-10版本）对升级转换的sqlite格式数据文件进行同步分析。

二、结　果

（一）细菌分布

2022年共收集临床分离株186 474株，其中革兰阳性菌和革兰阴性菌分别占26.8%（50 019/186 474）和73.2%（136 455/186 474）。住院患者和门急诊患者分离的菌株分别占82.9%（154 647/186 474）和17.1%（31 827/186 474）。这些菌株中分离自痰液等呼吸道分泌物的占36.4%、尿液29.1%、血液8.7%、伤口脓液6.8%、脑脊液及其他无菌体液2.6%、生殖道分泌物0.6%、粪便0.6%和其他标本15.2%。分离占比最多的前2位肠杆菌目细菌为大肠埃希菌（19.0%）和肺炎克雷伯菌（16.0%）。分离较多的不发酵糖革兰阴性杆菌依次为铜绿假单胞菌（10%）、鲍曼不动杆菌

（8.1%）和嗜麦芽窄食单胞菌（3.3%）。革兰阳性菌中最多见者依次为金黄色葡萄球菌（8.7%）、粪肠球菌（6.5%）、屎肠球菌（4.3%）和无乳链球菌（1.8%）。186 474株细菌中主要细菌菌种分布见表1-1。

表 1-1　耐药监测菌种分布

细　菌	株数（株）	占比（%）
大肠埃希菌	35 480	19.0
肺炎克雷伯菌	29 761	16.0
铜绿假单胞菌	18 701	10.0
金黄色葡萄球菌	16 219	8.7
鲍曼不动杆菌	15 082	8.1
粪肠球菌	12 086	6.5
屎肠球菌	8 024	4.3
嗜麦芽窄食单胞菌	6 151	3.3
阴沟肠杆菌	5 621	3.0
奇异变形杆菌	5 280	2.8
凝固酶阴性葡萄球菌[a]（表皮葡萄球菌除外）	3 976	2.1
无乳链球菌	3 387	1.8
表皮葡萄球菌[a]	2 460	1.3
产气克雷伯菌	2 423	1.3
黏质沙雷菌	2 301	1.2
流感嗜血杆菌	1 757	0.9
摩根摩根菌	1 467	0.8
产酸克雷伯菌	1 464	0.8
弗劳地柠檬酸杆菌	1 142	0.6
其他细菌	13 692	7.3
合计	186 474	100.0

注：[a]分离自血液、脑脊液和其他无菌体液

（二）耐药菌检出率

1. 甲氧西林耐药葡萄球菌

16 219 株金黄色葡萄球菌中甲氧西林耐药金黄色葡萄球菌（MRSA）的检出率为 45.0%。6 436 株凝固酶阴性葡萄球菌中，甲氧西林耐药表皮葡萄球菌（MRSE）的检出率为 79.9%（1 965/2 460），其他甲氧西林耐药凝固酶阴性葡萄球菌（MRCNS）检出率为 74.8%（2 975/3 976）。

2. 万古霉素耐药肠球菌

12 086 株粪肠球菌中未发现万古霉素耐药菌株，8 024 株屎肠球菌的万古霉素耐药率为 0.3%。粪肠球菌和屎肠球菌对利奈唑胺耐药率分别为 1.7% 和 0.4%。

3. PRSP

12 株脑脊液分离肺炎链球菌中为 3 株青霉素敏感株、9 株青霉素耐药株。693 株非脑膜炎肺炎链球菌中 53.1% 分离自儿童，46.9% 分离自成人。其中儿童 PRSP 占 1.7%，成人 PRSP 占 6.0%。

4. 头孢噻肟（或头孢曲松）耐药肠杆菌目细菌

大肠埃希菌中头孢噻肟或头孢曲松耐药株检出率为 50.9%（18 067/35 480）；肺炎克雷伯菌中头孢噻肟或头孢曲松耐药株检出率为 45.4%（13 506/29 761）；奇异变形杆菌中头孢噻肟或头孢曲松耐药株检出率为 49.8%（2 630/5 280）。

5. 碳青霉烯类耐药革兰阴性杆菌

肠杆菌目细菌中碳青霉烯类耐药菌株的检出率为 12.6%（11 165/88 731），而其中检出率最高为碳青霉烯耐药肺炎克雷伯菌（CRKP）29.5%（8 783/29 761）。11 165 株 CRE 中肺炎克雷伯菌占 78.7%（8 783/11 165），大肠埃希菌占 7.8%（872/11 165），阴沟肠杆菌占 5.6%（623/11 165），黏质沙雷菌占 3.1%（349/11 165），产气克雷伯菌占 1.3%（150/11 165）。鲍曼不动杆菌中 CRAB 检出率 62.2%（9 375/15 082），铜绿假单胞菌中 CRPA

检出率27.2%（5 092/18 701）。

（三）革兰阳性球菌对抗菌药物的敏感性

1. 葡萄球菌属

甲氧西林耐药株（MRSA和MRCNS）对大环内酯类、氨基糖苷类和喹诺酮类等抗菌药物的耐药率均显著高于甲氧西林敏感株（MSSA和MSCNS）。但MRSA对甲氧苄啶/磺胺甲噁唑的耐药率略低于MSSA（3.6%对6.5%）。MRSE对甲氧苄啶/磺胺甲噁唑的耐药率明显高于MRSA（39.1%对3.6%），但对克林霉素的耐药率则显著低于MRSA（24.6%对49.9%）。葡萄球菌属中未发现万古霉素耐药株，该菌属对各种抗菌药物的耐药率（resistant rates，简称R）和敏感率（susceptible rates，简称S）见表1-2。

2. 肠球菌属

粪肠球菌和屎肠球菌分别占肠球菌属细菌的56.7%（12 086/21 321）和37.6%（8 024/21 321）。其中，粪肠球菌对呋喃妥因、氨苄西林和磷霉素的耐药率较低，分别为3.4%、3.0%和4.7%；屎肠球菌对呋喃妥因和氨苄西林的耐药率均较高，分别为52.8%和90.3%。两者对高浓度庆大霉素的耐药率分别为38.2%和37.0%（表1-3）。粪肠球菌中未发现万古霉素耐药株，但屎肠球菌中有少数该耐药株。粪肠球菌和屎肠球菌中均有少数利奈唑胺耐药株，粪肠球菌略多于屎肠球菌。万古霉素和利奈唑胺耐药菌株经E试验法复核确认，部分菌株用PCR方法检测基因型。

3. 肺炎链球菌

705株肺炎链球菌中693株为非脑脊液分离株，另有3株分离自儿童、9株分离自成人的脑脊液标本。儿童脑脊液分离肺炎链球菌均为青霉素耐药菌株，成人脑脊液分离肺炎链球菌菌株分别为1株青霉素敏感株和8株青霉素耐药株。非脑膜炎分离株中儿童患者368株（青霉素药敏363株），PSSP、PISP和PRSP的检出率分别为96.7%、1.7%、1.7%；成人患

表 1-2 葡萄球菌属对各种抗菌药物的耐药率和敏感率（%）

抗菌药物	MRSA (n=7 301)		MSSA (n=8 863)		MRSE (n=1 965)		MSSE (n=470)		其他 MRCNS[a] (n=2 975)		其他 MSCNS[a] (n=975)	
	R	S	R	S	R	S	R	S	R	S	R	S
青霉素	100.0	0.0	78.9	21.1	100.0	0.0	66.6	33.4	100.0	0.0	64.2	35.8
苯唑西林	100.0	0.0	0.0	100.0	100.0	0.0	0.0	100.0	100.0	0.0	0.0	100.0
庆大霉素	32.1	66.1	3.5	95.2	18.4	71.2	3.0	91.5	24.7	62.7	1.1	97.8
利福平	1.6	96.8	0.6	99.0	6.6	93.2	1.3	98.7	10.6	89.1	0.3	99.4
左氧氟沙星	54.3	44.8	11.7	87.3	54.1	44.4	12.7	86.0	75.4	23.3	7.8	91.0
甲氧苄啶/磺胺甲噁唑	3.6	96.4	6.5	93.5	39.1	60.9	17.4	82.6	22.2	77.8	3.8	96.2
克林霉素	49.9	49.4	9.6	89.7	24.6	74.9	13.6	86.0	30.9	68.2	10.9	88.1
红霉素	69.1	30.2	30.2	68.4	67.9	30.7	54.0	44.7	79.4	19.4	46.6	52.2
利奈唑胺	0.0	100.0	0.0	100.0	0.1	99.9	0.0	100.0	0.5	99.5	0.0	100.0
万古霉素	0.0	100.0	0.0	100.0	0.0	100.0	0.0	100.0	0.0	100.0	0.0	100.0

注：[a] 不含路邓葡萄球菌、表皮葡萄球菌、假中间葡萄球菌和施氏葡萄球菌、甲氧西林敏感金黄色葡萄球菌和其他凝固酶阴性葡萄球菌；表皮葡萄球菌和其他凝固酶阴性葡萄球菌分离自血液、脑脊液和其他菌体液；MRSA，甲氧西林耐药金黄色葡萄球菌；MSSA，甲氧西林敏感金黄色葡萄球菌；MRSE，甲氧西林耐药表皮葡萄球菌；MSSE，甲氧西林敏感表皮葡萄球菌；MRCNS，甲氧西林耐药凝固酶疑似阴性葡萄球菌；MSCNS，甲氧西林敏感凝固酶阴性葡萄球菌。

表 1-3　粪肠球菌和屎肠球菌对抗菌药物的耐药率和敏感率（%）

抗菌药物	粪肠球菌（ n =12 086 ）		屎肠球菌（ n =8 024 ）	
	R	S	R	S
氨苄西林	3.0	97.0	90.3	9.7
高浓度庆大霉素	38.2	61.8	37.0	62.9
左氧氟沙星	42.3	56.7	87.7	9.6
磷霉素[a]	4.7	91.9	20.2	69.9
呋喃妥因	3.4	95.0	52.8	29.3
利奈唑胺	1.7	97.6	0.4	99.5
万古霉素	0.0	100.0	0.3	99.7
替考拉宁	0.4	99.5	1.9	98.1

注：[a] 泌尿道标本分离株

者 324 株（青霉素药敏 316 株），PSSP、PISP 和 PRSP 分别为 92.4%、1.6%、6.0%（表 1-4）。药敏试验结果显示，儿童株和成人株对红霉素、克林霉素和甲氧苄啶/磺胺甲噁唑耐药率均较高。儿童患者分离的 PSSP 株中出现少数左氧氟沙星的耐药株，但明显低于成人株（1.3% 对 9.8%）。未发现万古霉素和利奈唑胺耐药株（表 1-5）。

表 1-4　院内患者非脑膜炎肺炎链球菌的分布

细　菌	儿童分离株						成人分离株					
	2020 年		2021 年		2022 年		2020 年		2021 年		2022 年	
	株数（株）	占比（%）	株数（株）	占比（%）	株数（株）	占比（%）	株数（株）	占比（%）	株数（株）	占比（%）	株数（株）	占比（%）
PSSP	533	92.1	968	95.0	351	96.7	328	97.0	435	95.2	292	92.4
PISP	33	5.7	38	3.7	6	1.7	7	2.1	9	2.0	5	1.6
PRSP	13	2.2	13	1.3	6	1.7	3	0.9	13	2.8	19	6.0
合计	579	100.0	1 019	100.0	363	100.0	338	100.0	457	100.0	316	100.0

注：PSSP,青霉素敏感肺炎链球菌；PISP,青霉素中介肺炎链球菌；PRSP,青霉素耐药肺炎链球菌

表 1-5 肺炎链球菌对抗菌药物的耐药率和敏感率（%）

抗菌药物	非脑膜炎成人分离株						非脑膜炎儿童分离株					
	PSSP (n=292)		PISP[a] (n=5)		PRSP (n=19)		PSSP (n=351)		PISP[a] (n=6)		PRSP[a] (n=6)	
	R	S	R	S	R	S	R	S	R	S	R	S
青霉素	0.0	100.0	0.0	0.0	100.0	0.0	0.0	100.0	0.0	0.0	6.0	0.0
左氧氟沙星	6.8	91.1	1.0	4.0	52.6	47.4	0.6	99.4	0.0	6.0	2.0	4.0
莫西沙星	1.4	97.2	0.0	5.0	20.0	80.0	0.0	99.7	0.0	6.0	0.0	6.0
甲氧苄啶/磺胺甲噁唑	48.4	40.1	4.0	1.0	66.7	22.2	72.9	22.5	6.0	0.0	6.0	0.0
克林霉素	76.1	23.0	4.0	1.0	92.9	7.1	95.4	4.3	6.0	0.0	6.0	0.0
红霉素	82.9	14.6	4.0	1.0	93.3	6.7	98.0	0.9	6.0	0.0	6.0	0.0
利奈唑胺	0.0	100.0	0.0	5.0	0.0	100.0	0.0	100.0	0.0	6.0	0.0	6.0
万古霉素	0.0	100.0	0.0	5.0	0.0	100.0	0.0	100.0	0.0	6.0	0.0	6.0

注：a 总株数不满10株，仅列出菌株数，不计算百分率；PSSP，青霉素敏感肺炎链球菌；PISP，青霉素中介肺炎链球菌；PRSP，青霉素耐药肺炎链球菌

4. 溶血性链球菌

3 832株β-溶血性链球菌中A、B、C各组β-溶血性链球菌分别为391、3 387和332株；血液或脑脊液等无菌体液标本中的α-溶血性链球菌1 140株。未发现对青霉素耐药的β-溶血性链球菌，但5.7%的α-溶血性链球菌对青霉素耐药。各组链球菌属对红霉素和克林霉素的耐药率均超过40.0%。除外B组β-溶血性链球菌对左氧氟沙星的耐药率为34.8%，其他β-溶血性链球菌对左氧氟沙星均高度敏感。未发现万古霉素和利奈唑胺耐药的链球菌属细菌（表1-6）。

表1-6 链球菌属对抗菌药物的耐药率和敏感率（%）

| 抗菌药物 | α-溶血性链球菌（n=1 140） | | β-溶血性链球菌 | | | | | |
| | | | A组（n=391） | | B组（n=3 387） | | C组（n=332） | |
	R	S	R	S	R	S	R	S
青霉素	5.7	76.0	0.0	100.0	0.0	100.0	0.0	100.0
头孢曲松	11.8	81.6	0.0	100.0	0.0	100.0	0.0	100.0
左氧氟沙星	14.3	83.0	1.8	97.9	34.8	64.3	2.2	92.7
克林霉素	40.1	59.0	87.4	11.1	43.5	52.4	54.7	39.8
红霉素	46.2	43.7	91.5	7.7	60.8	31.0	63.4	32.2
利奈唑胺	0.0	100.0	0.0	100.0	0.0	100.0	0.0	100.0
万古霉素	0.0	100.0	0.0	100.0	0.0	100.0	0.0	100.0

（四）革兰阴性杆菌对抗菌药物的敏感性

1. 肠杆菌目细菌

肠杆菌目细菌对3种碳青霉烯类的耐药率大多较低，克雷伯菌属细菌对碳青霉烯类的耐药率为22.1%～28.0%，沙雷属细菌对碳青霉烯类的耐药率为7.4%～15.3%，其他细菌的耐药率多在10.0%以下（表1-7）。

表 1-7 肠杆菌目细菌对抗菌药物的耐药率和敏感率（%）

抗菌药物	大肠埃希菌 (n=35 480)		克雷伯菌属 (n=31 340)		肠杆菌属 (n=8 451)		变形杆菌属 (n=6 040)		沙雷菌属 (n=2 408)		柠檬酸杆菌属 (n=2 114)		摩根菌属 (n=1 487)	
	R	S	R	S	R	S	R	S	R	S	R	S	R	S
氨苄西林	79.7	17.9	94.6	1.1	92.7	3.2	70.6	28.7	92.6	2.7	89.4	6.0	98.1	1.0
哌拉西林	68.2	27.3	51.9	41.0	37.4	59.1	26.8	65.2	15.4	82.0	28.0	69.0	6.8	89.1
头孢哌酮/舒巴坦	6.0	88.6	31.0	66.0	12.8	80.5	2.4	95.1	14.0	81.3	8.5	85.0	2.6	90.7
头孢他啶/阿维巴坦	9.5	90.5	7.3	92.7	31.2	68.8	6.6	93.4	16.9	83.1	20.0	80.0	2.4	97.6
氨苄西林/舒巴坦	33.5	48.5	45.3	48.9	64.9	26.6	31.9	56.1	77.4	13.4	39.1	57.0	51.5	24.9
哌拉西林/他唑巴坦	5.0	91.4	31.3	65.2	18.6	72.9	1.9	96.3	14.3	82.1	11.1	81.3	3.0	94.3
头孢唑林	55.0	45.0	49.0	51.0	89.8	10.2	62.3	37.7	94.7	5.3	63.2	36.8	98.6	1.4
头孢呋辛	51.7	45.9	46.7	51.3	49.5	41.9	58.1	41.2	91.1	4.5	41.7	53.5	89.4	4.8
头孢他啶	24.6	67.0	39.3	58.9	34.3	63.9	21.3	77.5	8.7	85.2	26.5	70.9	15.7	79.0
头孢曲松	51.7	47.8	44.8	54.7	39.9	57.9	46.4	51.6	16.8	81.5	32.4	66.3	16.8	78.5
头孢噻肟	49.9	48.9	46.1	52.4	42.0	52.9	46.5	52.3	34.5	59.8	35.7	61.5	29.0	64.7
头孢吡肟	26.5	65.2	36.7	61.5	12.5	82.5	19.3	68.4	8.9	83.1	8.7	88.3	5.3	90.5
头孢西丁	11.8	83.5	36.6	61.0	94.5	4.5	5.8	90.9	44.4	24.1	56.6	40.5	19.3	44.4
氨曲南	32.8	64.7	40.9	58.4	30.6	67.6	19.5	79.8	14.1	85.3	23.7	74.6	9.7	88.2

（续表）

抗菌药物	大肠埃希菌 (n=35 480)		克雷伯菌属 (n=31 340)		肠杆菌属 (n=8 451)		变形杆菌属 (n=6 040)		沙雷菌属 (n=2 408)		柠檬酸杆菌属 (n=2 114)		摩根菌属 (n=1 487)	
	R	S	R	S	R	S	R	S	R	S	R	S	R	S
厄他培南	2.3	97.2	22.1	77.0	9.4	87.7	1.5	97.7	7.4	92.0	4.2	95.0	1.4	98.2
亚胺培南	2.2	97.6	27.3	72.1	8.1	87.7	9.6	75.3	15.3	80.8	5.1	93.6	14.0	56.5
美罗培南	2.3	97.5	28.0	71.5	8.0	91.3	1.6	97.8	13.9	85.8	4.9	94.8	2.3	97.4
阿米卡星	2.1	97.5	16.0	83.8	1.4	97.7	5.2	93.6	1.7	97.2	1.3	98.4	1.8	97.9
庆大霉素	29.9	68.8	31.6	66.7	9.3	89.2	32.2	55.1	6.4	92.9	8.8	90.0	16.2	79.3
环丙沙星	63.0	30.3	45.9	50.4	21.4	73.6	57.6	38.7	22.4	73.6	24.2	69.4	43.5	52.5
左氧氟沙星	57.6	25.3	39.8	51.4	16.5	72.1	51.4	41.4	18.4	75.7	19.4	68.7	25.1	59.1
甲氧苄啶/磺胺甲噁唑	44.0	56.0	29.3	70.6	16.5	83.5	61.4	38.6	3.9	96.1	16.9	83.1	34.3	65.6
磷霉素 [a]	7.0	91.9	22.5	70.0	8.4	86.3	33.1	62.7	19.7	77.9	6.3	92.8	72.7	14.3
黏菌素	1.2	98.6	3.6	96.2	2.1	97.7	NA	NA	NA	NA	1.5	98.5	NA	NA
多黏菌素B	0.7	99.3	1.4	98.6	1.1	98.9	NA	NA	NA	NA	1.3	98.7	NA	NA
呋喃妥因 [a]	4.1	91.4	47.4	24.7	23.9	34.5	NA	NA	88.5	5.3	6.8	85.5	68.4	5.3
替加环素	0.1	99.8	2.8	92.6	2.4	95.3	NA	NA	1.0	96.8	0.4	99.0	NA	NA

注：[a] 尿道分离菌株；NA 表示不适用

大肠埃希菌对氨苄西林、哌拉西林、头孢唑林、头孢呋辛、头孢噻肟、头孢曲松和喹诺酮类的耐药率均接近或高于50.0%，对阿米卡星、哌拉西林/他唑巴坦、头孢哌酮/舒巴坦的敏感率均在88.0%以上。除变形杆菌属、沙雷菌属和摩根菌属外，其他肠杆菌目细菌对替加环素和多黏菌素（黏菌素和多黏菌素 B）的耐药率为0.1%～5.1%，处于较低水平。大多肠杆菌目细菌对头孢他啶/阿维巴坦的敏感率均超过90.0%（肠杆菌属除外，为82.9%）。肠杆菌目细菌对喹诺酮类药物的耐药率普遍高于氨基糖苷类药物，氨基糖苷类药物中阿米卡星的敏感性高于庆大霉素。沙门菌属细菌对氨苄西林的耐药率均超过80.0%，对头孢曲松的敏感性较高（＞80.0%），鼠伤寒沙门菌对头孢曲松、氯霉素以及甲氧苄啶/磺胺甲噁唑的敏感性均低于肠炎沙门菌（表1-8）。88 731株肠杆菌目细菌对常用抗菌药物的耐药率和敏感率见表1-9。其中，细菌对多黏菌素（黏菌素和多黏菌素 B）、阿米卡星、头孢他啶/阿维巴坦和替加环素的敏感性最高，为91.5%～93.3%，对美罗培南、亚胺培南、哌拉西林/他唑巴坦和头孢哌酮/舒巴坦的耐药率分别为12.4%、12.9%、15.9%和15.5%。

表 1-8　沙门菌属对抗菌药物的耐药率和敏感率（%）

抗菌药物	鼠伤寒沙门菌 (n=166)		肠炎沙门菌 (n=186)	
	R	S	R	S
氨苄西林	82.2	16.6	81.0	17.3
氨苄西林/舒巴坦	20.8	55.2	18.5	38.9
头孢曲松	18.6	81.4	5.6	94.4
环丙沙星	11.8	47.3	3.6	20.5
氯霉素	50.6	49.4	2.8	97.2
甲氧苄啶/磺胺甲噁唑	43.9	56.1	13.6	86.4

表 1-9　肠杆菌目细菌对抗菌药物的耐药率和敏感率（%）

抗菌药物	株数（株）	R	S
替加环素	64 981	2.7	93.3
多黏菌素B	35 333	6.9	93.1
阿米卡星	87 766	7.2	92.4
黏菌素	18 861	8.2	91.5
头孢他啶/阿维巴坦	15 017	10.3	89.7
美罗培南	85 361	12.4	87.2
亚胺培南	85 580	12.9	84.9
头孢哌酮/舒巴坦	85 878	15.5	80.0
哌拉西林/他唑巴坦	86 392	15.9	80.2
头孢吡肟	87 306	26.9	67.4
头孢他啶	87 731	29.9	65.5
环丙沙星	63 103	49.6	44.9

2. 不发酵糖革兰阴性杆菌

铜绿假单胞菌对亚胺培南和美罗培南的耐药率分别为26.3%和22.4%；对黏菌素、多黏菌素B和阿米卡星的耐药率分别为2.0%、1.4%和3.6%；对酶抑制剂合剂、庆大霉素、环丙沙星、左氧氟沙星、头孢吡肟的耐药率不超过30.0%。

鲍曼不动杆菌对亚胺培南和美罗培南的耐药率分别为61.9%和62.0%；对头孢哌酮/舒巴坦和米诺环素的耐药率分别为38.8%和15.2%；对黏菌素、多黏菌素B和替加环素的耐药率均较低，分别为1.3%、0.6%和3.2%；对其他受试药物的耐药率多在50.0%以上。

嗜麦芽窄食单胞菌对甲氧苄啶/磺胺甲噁唑和米诺环素耐药率均较低，分别为7.5%和2.2%；对左氧氟沙星的耐药率为10.1%。

洋葱伯克霍尔德菌对左氧氟沙星的耐药率为21.7%，对其他受试药物的耐药率均低于15.0%（表1-10）。

表 1-10　不发酵糖革兰阴性菌对抗菌药物的耐药率和敏感率（％）

抗菌药物	铜绿假单胞菌（n=18 701）		鲍曼不动杆菌（n=15 082）		嗜麦芽窄食单胞菌（n=6 151）		洋葱伯克霍尔德菌（n=388）	
	R	S	R	S	R	S	R	S
哌拉西林	16.8	73.0	64.2	27.8	NA	NA	NA	NA
哌拉西林/他唑巴坦	13.6	74.8	62.8	35.4	NA	NA	NA	NA
氨苄西林/舒巴坦	NA	NA	52.0	40.8	NA	NA	NA	NA
头孢哌酮/舒巴坦	16.9	71.8	38.8	46.5	NA	NA	NA	NA
头孢他啶/阿维巴坦	9.3	90.7	NA	NA	NA	NA	NA	NA
头孢他啶	15.5	78.9	63.2	34.8	28.3	66.0	14.1	80.4
头孢吡肟	9.6	80.6	54.0	36.0	NA	NA	NA	NA
氨曲南	20.9	59.6	NA	NA	NA	NA	NA	NA
亚胺培南	26.3	72.1	61.9	37.9	NA	NA	NA	NA
美罗培南	22.4	73.6	62.0	37.7	NA	NA	9.6	80.8
环丙沙星	23.2	70.3	65.2	34.3	NA	NA	NA	NA
左氧氟沙星	28.9	64.6	53.8	37.0	10.1	85.3	21.7	66.7
阿米卡星	3.6	94.9	48.3	49.9	NA	NA	NA	NA
庆大霉素	9.0	87.6	53.0	44.8	NA	NA	NA	NA
甲氧苄啶/磺胺甲噁唑	NA	NA	37.3	62.5	7.5	91.5	9.2	89.2
黏菌素	2.0	96.7	1.3	98.0	NA	NA	NA	NA
多黏菌素B	1.4	98.6	0.6	99.4	NA	NA	NA	NA
米诺环素	NA	NA	15.2	66.3	2.2	94.0	11.0	70.0
替加环素	NA	NA	3.2	85.4	NA	NA	NA	NA

注：NA表示不适用

3. 其他革兰阴性杆菌

1 757株流感嗜血杆菌中β-内酰胺酶阳性的检出率为70.6%（1 194/1 691），其中成人株58.4%（399/683），儿童株78.9%（795/1 008）。流感嗜血杆菌对氨苄西林的耐药率超过70.0%，对阿莫西林/克拉维酸、头孢曲松、美罗培南、左氧氟沙星和氯霉素均高度敏感（＞85.0%），儿童分离株对氨苄西林、头孢呋辛、阿奇霉素和甲氧苄啶/磺胺甲噁唑的耐药率高于成人株。除左氧氟沙星和氯霉素外，β-内酰胺酶阳性的流感嗜血杆菌对其他抗菌药物的耐药率均高于β-内酰胺酶阴性株（表1-11）。

表1-11　流感嗜血杆菌和卡他莫拉菌对抗菌药物的耐药率和敏感率（%）

抗菌药物	流感嗜血杆菌								卡他莫拉菌（n=663）	
	儿童株（n=1 020）		成人株（n=737）		产酶株（n=1 194）		非产酶株（n=563）			
	R	S	R	S	R	S	R	S	R	S
氨苄西林	81.4	11.7	59.6	35.2	97.7	1.5	23.2	57.9	NA	NA
氨苄西林/舒巴坦	31.6	68.4	33.6	66.4	37.0	63.0	21.0	79.0	NA	NA
阿莫西林/克拉维酸	11.2	88.8	13.2	86.8	12.4	87.6	7.1	92.9	0.5	99.5
头孢呋辛	62.4	29.7	38.4	56.1	64.9	27.7	33.1	60.1	2.5	95.0
头孢曲松	0.1[a]	99.9	2.4[a]	97.6	0.3[a]	99.7	0.9[a]	99.1	0.0	100.0
美罗培南	5.3[a]	94.7	4.1[a]	95.9	5.0[a]	95.0	3.5[a]	96.5	NA	NA
阿奇霉素	51.3[a]	48.7	22.4[a]	77.6	59.8[a]	40.2	5.6[a]	94.4	29.8[a]	70.2
左氧氟沙星	0.1[a]	99.9	3.9[a]	96.1	0.7[a]	99.3	2.0[a]	98.0	0.0	100.0
氯霉素	2.2	97.3	6.3	83.5	3.0	96.1	3.5	88.9	0.0	97.7
甲氧苄啶/磺胺甲噁唑	79.7	15.6	53.0	43.0	81.4	15.7	49.7	42.0	3.7	92.3

注：[a]表示非敏感率（Non-susceptible）；NA表示不适用

663株卡他莫拉菌中β-内酰胺酶阳性的检出率为91.7%。卡他莫拉菌对阿莫西林/克拉维酸、头孢呋辛、头孢曲松、左氧氟沙星、氯霉素和甲氧苄啶/磺胺甲噁唑均高度敏感（敏感率为92.3%～100.0%）；对阿奇霉素的非敏感率为29.8%。

三、讨　论

2022年纳入数据分析有58家三级医疗机构和12家二级医疗机构，与2021年监测数据相比[5]，菌群分布具有以下特点。

（1）2022年共收集细菌186 474株，较2021年[5]的207 067株减少了9.9%。检出率排名前5位的细菌分布是大肠埃希菌、肺炎克雷伯菌、铜绿假单胞菌、金黄色葡萄球菌和鲍曼不动杆菌，与2021年[5]一致。呼吸道标本分离菌株较2021年有所增加[5]，但肺炎链球菌和卡他莫拉菌检出有所降低，为科学规范抗菌药物使用和遏制细菌耐药，临床仍应提高抗菌药物治疗前病原学送检率特别是无菌体液送检比例。

（2）MRSA、MRSE和其他MRCNS的检出率分别较2021年[5]的43.3%、75.8%和73.4%上升至45.0%、79.9%和74.8%。

（3）CRE、CRAB和CRPA检出率较2021年[5]有所上升（12.6%对11.3%，62.2%对57.5%，27.2%对24.5%）。根据全国细菌耐药监测网（简称"CARSS"）2021年监测报告[6]，上海市的MRSA（43.5%）、MRCNS（79.3%）、肺炎克雷伯菌对第三代头孢菌素耐药率（46.5%）、碳青霉烯类耐药大肠埃希菌（2.6%）和肺炎克雷伯菌（26.5%）以及碳青霉烯类耐药铜绿假单胞菌（25.6%）的菌株检出率在全国各省份中均列在前3位。2022年上海市受新型冠状病毒（新冠病毒）感染影响较大，但随着新冠病毒感染平稳进入"乙类乙管"常态化疫情防控阶段，各医疗机构仍需持续加强耐药菌感染预防控制意识。

近年来革兰阳性菌中MRSA的检出率呈现持续下降趋势，但上海市2022年MRSA分离率仍为45.0%，远高于2022年CHINET[7]的28.6%，文献报道MRSA菌血症病死率较MSSA明显增加[8]，MRSA的抗感染治疗选择药物也相对较少。2022年统计数据显示，上海市尚未检出万古霉素和利奈唑胺耐药的金黄色葡萄球菌，但已有少数利奈唑胺耐药凝固酶阴性葡萄球菌。2022年仅检出0.3%的万古霉素耐药屎肠球菌，粪肠球菌未见，有不足2.0%的肠球菌出现对利奈唑胺敏感性下降。2022年上海市儿童株和成人株PRSP检出率均不足2.0%，实验室对于苯唑西林纸片法抑菌圈直径≤19 mm的肺炎链球菌仍需另外测定青霉素的最低抑菌浓度（MIC），以判定青霉素的敏感性（敏感、中介或耐药）。

2022年大肠埃希菌、肺炎克雷伯菌和奇异变形杆菌对第三代头孢菌素头孢噻肟（或头孢曲松）耐药株的检出率分别为50.9%、45.4%和49.8%，较2021年[5]略有下降或相仿。目前CLSI文件已不再规定微生物实验室常规进行ESBL的检测并报告，由于我国（不含港澳特区和台湾地区）上述细菌主要产生水解头孢噻肟（或头孢曲松）的CTX-M型ESBL，有文献报道[9]可采用细菌对头孢噻肟（或头孢曲松）的耐药率来反映细菌产生的ESBL。

碳青霉烯类耐药革兰阴性杆菌的流行播散是目前全球关注的重要问题之一。2022年监测结果显示，11 164株碳青霉烯类耐药肠杆菌目细菌中，主要菌种是肺炎克雷伯菌（77.1%）和大肠埃希菌（9.7%）；碳青霉烯类耐药铜绿假单胞菌和鲍曼不动杆菌检出率分别为27.2%和62.2%。该类菌株往往表现为广泛耐药甚至全耐药，使临床的抗感染治疗面临无药可用的困境，实验室常规药敏试验结果显示往往仅对替加环素（铜绿假单胞菌天然耐药）、多黏菌素（黏菌素和多黏菌素B）和头孢他啶/阿维巴坦敏感，为应对此类广泛耐药细菌所致感染，实验室需要积极与临床沟通，及时并积极开展多黏菌素、替加环素和头孢他啶/阿维巴坦的药敏试验[10]。头孢他啶/阿维巴坦作为新型酶抑制剂合剂已于2019年在国内上市，用于治疗成人复杂性腹腔内感染、复杂性尿路感染和肾脏感染（肾盂肾炎）。主要针对头孢他啶/阿维巴坦敏感的肺炎克雷伯菌、阴沟肠杆菌、大肠埃希菌、奇异变形杆菌和铜绿假单胞菌引起的感染，尤其是CRE菌株。2022年检测结果显示，其对大多数肠杆菌目细菌和铜绿假单胞菌的敏感率均超过90.0%（90.3%～97.5%），具有优异的体外抗菌活性。值得注意的是，头孢他啶/阿维巴坦不能覆盖产金属碳青霉烯酶［以新德里金属β-内酰胺酶（NDM）为主］的CRE菌株，另外不同地区、医疗机构、患者的碳青霉烯酶亦存在很大差异。因此，建议实验室采用CLSI推荐的mCIM和eCIM试验、酶抑制剂增强试验、酶免疫层析技术或荧光定量PCR方法对临床碳青霉烯类耐药菌株进行碳青霉烯酶基因型检测[11]，为临床应用头孢他啶/阿维巴坦提供实验室重要依据。随着头孢他啶/阿维巴坦等新型酶抑制剂合剂在临床的应用，国内外已陆续报道有肺炎克雷伯菌碳青霉烯酶（KPC）新亚型的菌株对头孢他啶/阿维巴坦耐药的病例[12]，给临床抗感染治疗和微生物实验室检测工作带来了挑战。临床需密切关注这类菌株基因型变异带来的耐药表型变化，避免漏检。针对碳青霉烯类耐药革兰阴性菌临床实验室可根据本单位实际情况，选取合适的方法学开展联合药敏试验[13]，为临床提供参考信息，满足临床的诊疗需求。

　　微生物耐药是当今社会广泛关注的重要问题之一，近年来我国不断加强管控工作以积极应对，包括持续提升临床合理用药水平。2021年4月国家卫生健康委医政医管局发布《国家卫生健康委关于进一步加强抗微生物药物管理遏制耐药工作的通知》（以下简称《通知》）[14]，指出要进一步增加细菌耐药监测网入网医疗机构数量，二级以上综合医院应当全部加入，同时鼓励其他二级以上医疗机构入网。根据上海市专家组历年督导检查的经验，做好监测工作离不开相应医疗机构领导的支持。微生物专业等相关工作人员应当利用信息化手段加强数据收集、统计和分析，加强监测并进行持续评估，以期未来能采取更有针对性的干预措施提高用药水平，遏制细菌耐药。《通知》同时提出要试点性开展抗微生物药物体外敏感性研究，逐步建立我国抗微生物药物敏感性试验标准体系，提高临床科学精准用药率。2022年10月，国家卫生健康委医政医管局发布《关于印发遏制微生物耐药国家行动计划（2022—2025年）的通知》[15]，指出要加快实施健康中国战略，贯彻落实《中华人民共和国生物安全法》，遏制微生物耐药，更好地保护人民健康。

四、资讯分享：耐药监测数据
在线平台CHINET数据云

我国第一个细菌真菌耐药监测数据在线共享平台"CHINET数据云"由复旦大学附属华山医院抗生素研究所负责开发，其目的在于分享持续更新的细菌真菌耐药监测数据，提升耐药监测数据的使用效率，为临床抗菌药物的合理使用提供及时的参考依据。目前"CHINET数据云"访问方式如下。

1. 电脑端访问网址：www.chinets.com

CHINET电脑端内容包含2005—2022年CHINET数据以及2021年上海市细菌真菌耐药监测网数据（图1-1）。点击系统页面中的抗菌药物或细菌名称或菌属名称，即可自动生成相应的细菌真菌耐药监测数据图（图1-2～图1-4）。

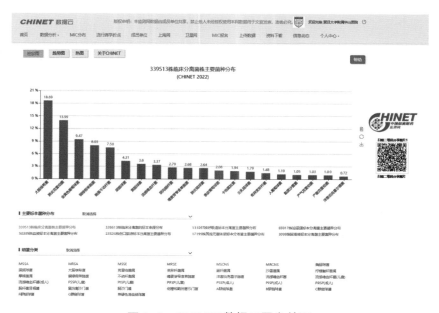

图1-1 CHINET数据云平台首页

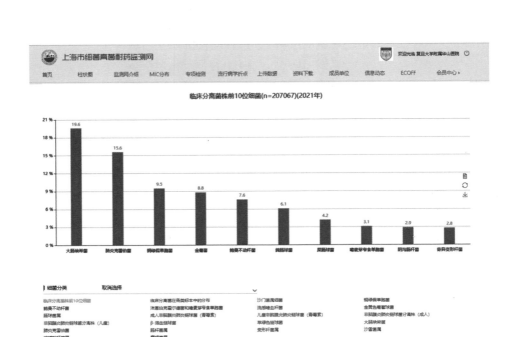

图1-2　CHINET数据云平台上海市细菌真菌耐药监测网2021年数据展示

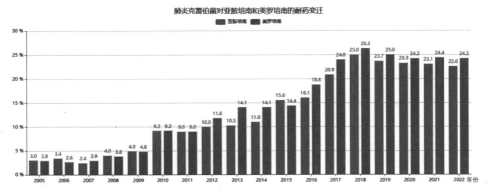

图1-3　以肺炎克雷伯菌为例，CHINET数据云平台展示的2005—2022年监测数据

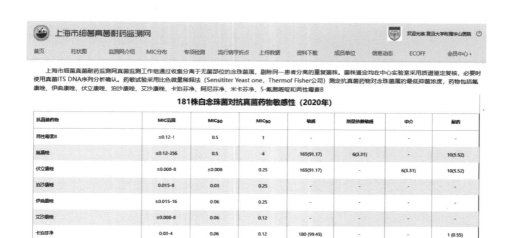

上海市细菌真菌耐药监测网真菌监测工作组通过收集分离于无菌部位的念珠菌属，剔除同一患者分离的重复菌株。菌株鉴定均在中心实验室采用质谱鉴定复核，必要时使用真菌ITS DNA序列分析确认。药敏试验采用比色微量稀释法（Sensititer Yeast one，Thermof Fisher公司）测定抗真菌药物对念珠菌属的最低抑菌浓度，药物包括氟康唑、伊曲康唑、伏立康唑、泊沙康唑、艾沙康唑、卡泊芬净、阿尼芬净、米卡芬净、5-氟胞嘧啶和两性霉素B

181株白念珠菌对抗真菌药物敏感性（2020年）

抗真菌药物	MIC范围	MIC50	MIC90	敏感	剂量依赖敏感	中介	耐药
两性霉素B	≤0.12-1	0.5	1	-	-	-	-
氟康唑	≤0.12-256	0.5	4	165(91.17)	6(3.31)	-	10(5.52)
伏立康唑	≤0.008-8	≤0.008	0.25	165(91.17)	-	6(3.31)	10(5.52)
泊沙康唑	0.015-8	0.03	0.25	-	-	-	-
伊曲康唑	≤0.015-16	0.06	0.25	-	-	-	-
艾沙康唑	≤0.008-8	0.06	0.12	-	-	-	-
卡泊芬净	0.03-4	0.06	0.12	180 (99.45)	-	-	1 (0.55)
米卡芬净	≤0.008-8	0.015	0.015	180 (99.45)	-	-	1 (0.55)
阿尼芬净	≤0.015-8	0.03	0.06	180 (99.45)	-	-	1 (0.55)
氟胞嘧啶	≤0.06-32	0.06	0.25	-	-	-	-

图1-4 以白念珠菌为例，CHINET数据云平台展示的2020年监测数据

2. 微信公众平台

扫描以下二维码（图1-5），点击链接即可进入"CHINET数据云"微信公众平台。平台会定期发布半年及全年的细菌耐药监测结果，供医学专业人士交流共享。

图1-5 "CHINET数据云"微信
公众平台二维码

五、新书出版

《细菌药物敏感性试验执行标准和典型报告解读》（图1-6）以"CHINET中国细菌耐药监测网（www.chinets.com）"和"上海市细菌真菌耐药监测

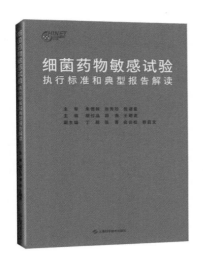

图 1-6　《细菌药物敏感性试验
　　　　执行标准和典型报告
　　　　解读》封面

网"历年工作成果为基础，联合国内抗感染治疗、临床药理学和临床微生物学资深专家在 CHINET 团队 2019 年主编图书《细菌真菌药敏试验标准查询手册》内容的基础上，经过适当增删撰写完成。本书摘译了 CLSI、EUCAST 以及 FDA 发布的药敏试验最新标准，汇总近年来我国自主制定的抗细菌新药流行病学折点。全书共 19 章，四大板块，从细菌药敏试验、碳青霉烯酶表型和基因型检测、多药联合药敏试验以及革兰阴性菌、革兰阳性菌药敏报告解读等角度进行详细论述。

　　本书内容丰富实用，药敏试验章节已加入 CLSI 和 EUCAST 不同细菌的药敏试验方法学规范要求，汇总 2023 年最新发布的抗微生物药物药敏试验方法学和折点，新增最新的 CHINET 细菌耐药监测数据以及天然耐药信息，期待成为临床医师查房时的重要工具书之一。此外，本书的典型药敏报告解读，能够很好地帮助临床医师、微生物检验人员、临床药师了解细菌的典型耐药机制，为临床有效选择抗菌药物提供参考。

执笔人：杨洋，郭燕，吴湜，尹丹丹，韩仁如，丁丽，蒋晓飞，朱德妹，胡付品

上海市细菌真菌耐药监测网

参考文献

［ 1 ］ CLSI. *Performance standards for antimicrobial susceptibility testing*［S］. 32nd ed, CLSI supplement M100. Wayne, PA: Clinical and Laboratory Standards Institute; 2022.

［ 2 ］ U.S. Food and Drug Administration. FDA-Identified Interpretive Criteria. https://www.fda.gov/drugs/development-resources/tigecycline-injection-products.

［ 3 ］EUCAST. European Committee on Antimicrobial Susceptibility Testing 2021. https://www.eucast.org/ast_of_bacteria/previous_versions_of_documents/.

［ 4 ］Centers for Disease Control and Prevention. Healthcare-associated Infections(HAI); Disease and Organisms; Carbapenem-resistant Enterobacterales (CRE). https://www.cdc.gov/hai/organisms/cre/cre-clinicians.html#WhatAreCRE.

［ 5 ］杨洋,郭燕,吴湜,等.细菌耐药监测报告.上海市细菌耐药、抗菌药物应用和医院感染监测报告（2021年度）.上海：上海科学技术出版社,2021.

［ 6 ］全国细菌耐药监测网（CARSS）.全国细菌耐药监测报告（简要版）. http://www.carss.cn/Report/Details?aId＝862.

［ 7 ］CHINET数据云.CHINET监测历年MRSA、MRSE、其他MRCNS检出变迁趋势图［EB/OL］［2023-07-01］.http://chinets.com/Data/GermYear.

［ 8 ］Cosgrove S E, Sakoulas G, Perencevich E N, et al. Comparison of mortality associated with methicillin-resistant and methicillin-susceptible *Staphylococcus aureus* bacteremia: a meta-analysis［J］. Clin Infect Dis, 2003, 36(1): 53-59.

［ 9 ］Wang P, Hu F, Xiong Z, et al. Susceptibility of extended spectrum-beta-lactamase-producing Enterobacteriaceae according to the new CLSI breakpoints［J］. J Clin Microbiol, 2011, 49(9): 3127-3131.

［10］杨启文,马筱玲,胡付品,等.多黏菌素药物敏感性检测及临床解读专家共识［J］.协和医学杂志,2021,11（5）:559-570.

［11］喻华,徐雪松,李敏,等.肠杆菌目细菌碳青霉烯酶的实验室检测和临床报告规范专家共识（第二版）［J］.中国感染与化疗杂志,2022,22（4）:463-474.

［12］Shen S, Shi Q, Hu F, et al. The changing face of Klebsiella pneumoniae carbapenemase: *in-vivo* mutation in patient with chest infection［J］. Lancet, 2022,10342(399): 2226.DOI: 10.1016/S0140-6736(22)01011-X.

［13］丁丽,陈佰义,李敏,等.碳青霉烯类耐药革兰阴性菌联合药敏试验及报告专家共识［J］.中国感染与化疗杂志,2023,23（1）:80-90.

［14］国家卫生健康委医政医管局.国家卫生健康委关于进一步加强抗微生物药物管理遏制耐药工作的通知（2021-04-07）［EB/OL］［2023-07-01］. http://www.nhc.gov.cn/yzygj/s7659/202104/7c59c2c5a80f4b468e646c003e14a150.shtml.

［15］国家卫生健康委医政医管局.国家卫生健康委关于印发遏制微生物耐药国家行动计划（2022—2025年）的通知（2022-10-28）［EB/OL］［2023-07-01］. http://www.nhc.gov.cn/yzygj/s7659/202210/2875ad7e2b2e46a2a672240ed9ee750f.shtml.

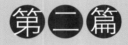

抗菌药物临床应用监测报告

三 网 年 鉴

上海市细菌真菌耐药监测网
上海市抗菌药物临床应用监测网
上海市医院感染防控与监测网

截至2022年年底，向上海市抗菌药物临床应用监测网（以下简称"本网"）上报数据的三级医疗机构有62家，二级医疗机构有59家，社区医疗机构有248家，合计369家。

从各医疗机构上报数据的完整性与及时性来看，多数医疗机构与往年相似，仍存在不同程度的缺报、漏报、上报延迟等现象。以上现象主要与以下因素有关：本网内各医疗机构的信息员变动较频繁；2022年，上海的医疗机构受新冠病毒感染影响较大，有14家医疗机构转为新冠病毒感染治疗的定点医院，部分医院3月、4月、5月、6月的数据存在缺损、漏报现象；全国抗菌药物临床应用监测网（简称"全国监测网"）数据上报系统更新后，信息员们无法集中培训，因而无法掌握正确的上报流程。

2022年，根据上海市卫生健康委一贯的要求，本网对上海市三级医疗机构、二级医疗机构和社区医疗机构上报的抗菌药物使用信息进行汇总与分析。

一、2022年上海市三级医疗机构抗菌药物临床使用数据

（一）资料与方法

1. 数据来源与样本抽样方法

数据来源：本网2022年上海市三级医疗机构上报数据。

样本抽样方法：处方，每家医疗机构随机抽取每月16日的成人普通门

诊处方和急诊处方各100张，共计12个月；住院病历，每月出院的病例，按手术与非手术分为两组，每组由系统随机抽取15例。

2. 数据分类

上海市三级医疗机构参与本网数据上报的共有62家，其中综合性医院有39家，儿科医院有3家，妇科医院有1家，妇幼保健院（中心）有2家，中医医院有4家，其他类型医院有13家。

数据统计时，对三级综合性医院以及儿科、妇科和妇幼保健院等三级专科医院进行了分类统计，并与全国监测网的总体数据以及191家中心成员单位医院的数据进行比较。

以下表格中，"全国"代表全国监测网数据，"中心"代表全国监测网191家中心成员单位医院，"三级"代表上海市所有三级医疗机构的平均值，"综合"是指上海市三级综合性医院，"儿科"是指复旦大学附属儿科医院、上海交通大学医学院附属上海儿童医学中心（上海儿童医学中心）与上海交通大学附属儿童医院（上海市儿童医院），"妇科"是指复旦大学附属妇产科医院，"妇幼"是指上海交通大学医学院附属国际和平妇幼保健院（国际和平妇幼保健院）和同济大学附属第一妇婴保健院（上海市第一妇婴保健院）。

（二）结果

1. 门诊处方用药统计

2022年上海市三级医疗机构门诊抗菌药物使用率最低的医院类型是妇幼保健医院，为5.64%；最高的是儿科医院，为17.19%；平均为7.84%（表2-1）。

从门诊抗菌药物使用率统计数据来看，大多数医院能达到国家卫生健康委"全国抗菌药物临床应用专项整治活动"的目标：门诊处方抗菌药物使用率低于20.00%。其中，妇幼保健院的使用率明显低于平均水平，而儿科医院的使用率远高于平均水平。

表 2-1　门诊处方用药统计

项　目	全国	中心	三级	综合	儿科	妇科	妇幼
门诊处方用药品种数（种）	2.15	1.94	2.05	2.07	2.16	1.64	1.40
处方用药费（元）	174.40	294.58	351.18	281.32	314.62	263.59	207.15
门诊处方抗菌药物使用率（%）	8.38	6.93	7.84	7.77	17.19	8.80	5.64
门诊使用注射药物百分率（%）	9.33	8.33	5.87	5.33	6.38	8.08	11.35

2. 急诊处方用药统计

2022年上海市三级医疗机构急诊抗菌药物使用率最低的医院类型是妇幼保健医院，为13.20%；最高的是儿科医院，为42.05%；三级医疗机构平均为27.83%（表2-2）。

表 2-2　急诊处方用药统计

项　目	全国	中心	三级	综合	儿科	妇科	妇幼
急诊处方用药品种数（种）	2.24	2.15	2.61	2.60	2.61	1.37	1.39
处方用药费（元）	92.18	121.17	181.01	186.27	126.12	69.31	76.68
急诊处方抗菌药物使用率（%）	18.07	18.89	27.83	26.70	42.05	21.94	13.20
急诊使用注射药物百分率（%）	38.06	48.23	46.21	47.99	22.07	24.00	25.96

根据国家卫生健康委的要求，三级综合性医院急诊患者的抗菌药物使用率低于40.00%，儿科医院低于50.00%，妇产科医院以及妇幼保健医院低于20.00%。表2-2中，"妇科"类专科医院的抗菌药物使用率高于国家卫生健康委的标准。

3. 住院患者抗菌药物使用率

2022年上海市三级医疗机构住院患者抗菌药物使用率最低的医院类型是妇科医院，为21.54%；最高的是儿科医院，为45.05%；平均为33.26%。手术组抗菌药物使用率平均为48.53%；非手术组抗菌药物使用率平均为17.73%，手术组抗菌药物使用率明显高于非手术组（表2-3）。

表 2-3　住院患者抗菌药物使用率（%）

项　目	全国	中心	三级	综合	儿科	妇科	妇幼
抗菌药物使用百分率	38.29	31.15	33.26	33.83	45.05	21.54	32.04
手术组抗菌药物使用率	—	—	48.53	46.64	52.04	33.33	64.44
非手术组抗菌药物使用率	—	—	17.73	20.64	39.81	1.11	5.00

注："—"表示数据缺失

由表 2-3 可见，上海市三级医疗机构大多数都达到了国家卫生健康委对于三级医疗机构住院患者抗菌药物使用率低于 60.00% 的要求。

4. 住院患者抗菌药物用药疗程和使用品种数

2022 年上海市三级医疗机构住院患者抗菌药物平均使用天数最短的医院类型是妇科医院，为 0.87 d，三级医疗机构平均为 4.01 d；手术组的平均用药时间比非手术组短。住院患者抗菌药物使用品种数最多的是儿科医院为 1.46 种，三级医疗机构平均为 1.31 种（表 2-4）。

表 2-4　住院患者用药疗程和用药品种数

项　目	全国	中心	三级	综合	儿科	妇科	妇幼
抗菌药物平均使用天数（d）	4.48	3.64	4.01	4.12	5.41	0.87	1.22
手术组抗菌药物平均使用天数（d）	—	—	2.95	2.98	3.82	0.80	1.19
非手术组抗菌药物平均使用天数（d）	—	—	6.82	6.69	7.48	3.00	1.67
抗菌药物平均使用品种数（种）	1.26	1.23	1.31	1.31	1.46	1.40	1.17
手术组抗菌药物平均使用品种数（种）	—	—	1.25	1.26	1.29	1.40	1.19
非手术组抗菌药物平均使用品种数（种）	—	—	1.47	1.43	1.67	1.50	1.00

注："—"表示数据缺失

5. 抗菌药物联合用药情况

2022 年上海市三级医疗机构住院患者抗菌药物联合用药率最低的是妇幼保健医院，为 5.38%；最高的是妇科医院，为 46.83%；平均为 20.75%，手术组为 13.93%，非手术组为 27.68%（表 2-5）。

表 2-5 住院患者抗菌药物联合用药率（%）

项 目	全国	中心	三级	综合	儿科	妇科	妇幼
抗菌药物联合用药率	19.69	24.36	20.75	19.82	27.00	46.83	5.38
手术组联合用药率	—	—	13.93	14.05	17.08	45.00	5.17
非手术组联合用药率	—	—	27.68	25.76	34.42	50.00	5.56

注："—"表示数据缺失

6. 围手术期抗菌药物使用情况

手术预防用药只统计Ⅰ类切口手术。2022年,上海市三级医疗机构Ⅰ类切口手术预防用药率为25.86%。Ⅰ类切口手术平均预防用药天数为0.59 d。手术预防用药时机方面,Ⅰ类切口手术术前0.5～2.0 h给药百分比为75.29%。Ⅰ类切口手术预防用药联合使用率为4.40%（表2-6）。

表 2-6 围手术期Ⅰ类切口手术抗菌药物用药情况

项 目	全国	中心	三级	综合	儿科	妇科	妇幼
预防使用抗菌用药使用率（%）	28.61	33.53	25.86	27.82	31.58	5.56	7.69
预防使用抗菌药物平均天数（d）	1.02	0.90	0.59	0.50	1.75	0.19	0.09
术前0.5～2.0 h给药百分比（%）	56.30	66.12	75.29	74.54	87.72	66.67	66.67
预防使用抗菌药物联合使用率（%）	6.84	6.03	4.40	3.44	8.03	11.11	1.28

7. 抗菌药物累计DDD数（DDDs）

累计DDD数,即DDDs,是某种药物的年消耗量除以该药的DDD值后的结果。各类抗菌药物DDDs见表2-7,各种抗菌药物DDDs见表2-8。

表 2-7 各类抗菌药物DDDs

药品类别	DDDs
二代头孢菌素	1 173 126.86
喹诺酮类	1 068 923.71
三代头孢菌素	1 067 428.77

（续表）

药品类别	DDDs
头孢菌素类+酶抑制剂	556 755.38
碳青霉烯类	484 681.33
抗真菌药	431 198.02
硝基咪唑类	402 131.51
青霉素类+酶抑制剂	326 368.18
头霉素类	312 163.65
青霉素类	256 088.14
一代头孢菌素	244 141.45
糖肽类	183 578.04
大环内酯类	169 999.15
四代头孢菌素	157 737.04
磷霉素类	143 964.33
四环素类	129 342.72
氨基糖苷类	122 022.59
其他类	97 601.60
磺胺类药及增效剂	87 897.88
氧头孢烯类	71 883.72
其他β-内酰胺类	70 907.33
林可酰胺类	54 542.37
青霉素类复方制剂	2 605.00
β-内酰胺酶抑制剂	2 062.30

表2-8　各种抗菌药物DDDs

药品名称	DDDs
左氧氟沙星	700 965.90
头孢呋辛	686 539.61

（续表）

药品名称	DDDs
头孢哌酮/舒巴坦	513 699.77
头孢唑肟	377 943.19
美罗培南	284 087.17
头孢曲松	229 828.74
哌拉西林/他唑巴坦	211 637.91
莫西沙星	210 845.90
头孢唑林	179 570.01
头孢克洛	165 414.18
头孢他啶	146 531.70
奥硝唑	143 060.96
氟康唑	141 505.56
甲硝唑	139 746.62
万古霉素	126 650.81
磷霉素	120 774.85
亚胺培南/西司他丁	117 486.53
头孢吡肟	117 088.32
阿奇霉素	102 785.50
头孢替安	85 773.92
替加环素	84 746.00
伏立康唑	80 860.10
复方磺胺甲噁唑	76 159.44
卡泊芬净	66 605.52
利奈唑胺	66 100.24
头孢噻肟	55 932.62
比阿培南	55 090.50
青霉素	53 323.62

（续表）

药品名称	DDDs
氯唑西林	43 417.03
苯唑西林	42 167.50
克林霉素	40 647.97
庆大霉素	36 876.03
头孢拉定	35 573.10
头孢克肟	34 692.69
氟氯西林	33 886.85
头孢地尼	33 223.28
阿米卡星	29 857.66
阿莫西林/克拉维酸	25 363.34
磷霉素氨丁三醇	25 150.90
替考拉宁	25 116.35
依替米星	24 051.80
氨曲南	22 484.75
头孢丙烯	22 100.33
克拉霉素	20 454.56
多西环素	19 195.50
磺苄西林	17 987.00
多黏菌素 B	15 265.57
头孢曲松/舒巴坦	15 183.74
氨苄西林/舒巴坦	15 169.61
异帕米星	14 887.00
美洛西林	14 717.82
米诺环素	14 499.13
伊曲康唑	14 000.25
两性霉素 B	13 302.62

（续表）

药品名称	DDDs
磺胺甲噁唑	12 410.00
帕珠沙星	11 224.60
哌拉西林	10 886.96
阿莫西林	10 661.96
哌拉西林/舒巴坦	8 836.06
美洛西林/舒巴坦	8 506.79
环丙沙星	7 884.85
阿莫西林/舒巴坦	7 827.50
氨苄西林	7 752.75
头孢哌酮	6 897.00
去甲万古霉素	6 312.11
罗红霉素	6 219.95
头孢孟多	5 795.26
红霉素	4 373.31
氨苄西林/氯唑西林	4 284.50
头孢硫脒	3 598.34
厄他培南	3 327.00
舒巴坦	1 971.00
氟胞嘧啶	1 950.62
四环素	1 747.25
阿洛西林	1 546.59
黏菌素（多黏菌素E）	1 203.47
两性霉素B脂质体	1 189.23
地红霉素	955.50
奈替米星	882.56
头孢哌酮/他唑巴坦	717.25

（续表）

药品名称	DDDs
苄星青霉素	517.40
法罗培南	458.41
制霉菌素	408.43
诺氟沙星	340.50
环酯红霉素	169.90
乙酰麦迪霉素	151.90
头孢氨苄	146.62
特比奈芬	79.50
替卡西林/克拉维酸	75.80
琥乙红霉素	75.00
链霉素	59.00
氟罗沙星	41.00
交沙霉素	35.17
头孢他啶/舒巴坦	29.37
阿莫西林/氟氯西林	24.00
头孢匹胺	24.00
头孢羟氨苄	21.00
林可霉素	2.00
妥布霉素	0.00

　　由表2-7，可见各种抗菌药物DDDs排行中，前5位分别为二代头孢菌素、喹诺酮类、三代头孢菌素、头孢菌素类+酶抑制剂和碳青霉烯类。从表2-8数据可见，用量较大的抗菌药物依次为左氧氟沙星、头孢呋辛、头孢哌酮/舒巴坦、头孢唑肟、美罗培南等。

　　8. 抗菌药物使用强度

　　由表2-9可见，上海市三级医疗机构的抗菌药物使用强度明显高于全国平均水平；上海市三级医疗机构大部分收治全国各地患者，尤其危重患者为多，应该是其抗菌药物使用强度高的主要原因。

表 2-9　抗菌药物使用强度

项　目	全国	中心	三级
抗菌药物使用强度	38.45	41.34	40.06

二、2022年上海市二级医疗机构
抗菌药物临床使用数据

（一）资料与方法

1. 数据来源与样本抽样方法

数据来源：本网2022年上海市二级医疗机构上报数据。

样本抽样方法：处方，每家医院随机抽取每月16日的成人普通门诊处方100张，共计12个月；住院病历，每月出院的病例，按手术与非手术分为两组，每组由系统随机抽取15例。

2. 数据剔除方法

按本网的统计指标，未能按要求完整填报的个别单位，剔除。

3. 数据分类

上海市二级医疗机构参与本网数据上报的共59家，其中综合性医院35家，妇幼保健院（中心）6家，中医医院13家，其他类型医疗机构5家。

数据统计时，将上海市所有二级医疗机构［二级综合性医院、妇幼保健院（中心）及中医专科医院等二级专科医院］进行了分别统计，同时与全国监测网数据以及中心成员单位191家医院的数据进行了对照。

以下的表格中，"全国"代表全国数据，"中心"代表中心191家医院，"二级"代表上海市所有二级医疗机构，"综合"是上海市二级综合性医院；"妇幼"指上海市二级妇幼保健院；"中医"指上海市二级中医医院。

（二）结果

1. 门诊处方用药统计

2022年上海市二级医疗机构门诊抗菌药物使用率平均为8.32%，与全国平均水平的8.38%基本持平。从门诊抗菌药物使用率来看，大多数医院能达到国家卫生健康委的目标：门诊处方抗菌药物使用率低于20.00%（表2-10）。

表 2-10　门诊处方用药统计

项　　目	全国	中心	二级	综合	妇幼	中医
门诊处方用药品种数（种）	2.15	1.94	2.08	2.15	1.71	2.05
处方用药费（元）	174.40	294.58	218.75	226.02	188.40	210.40
门诊处方抗菌药物使用率（%）	8.38	6.93	8.32	8.95	9.04	5.97
门诊使用注射药物百分率（%）	9.33	8.33	4.28	5.19	1.52	2.73

2. 急诊处方用药统计

2022年上海市二级医疗机构急诊抗菌药物使用率平均为26.60%，其中，急诊处方抗菌药物使用率最低的医院类型是妇幼保健医院，为17.05%，最高的是综合医院，为27.96%。上海市大多数医院能达到国家卫生健康委的要求（表2-11）。

表 2-11　急诊处方用药统计

项　　目	全国	中心	二级	综合	妇幼	中医
急诊处方用药品种数（种）	2.24	2.15	2.53	2.58	1.11	2.32
处方用药费（元）	92.18	121.17	189.64	192.91	86.82	177.45
急诊处方抗菌药物使用率（%）	18.07	18.89	26.60	27.96	17.05	20.62
急诊使用注射药物百分率（%）	38.06	48.23	49.88	53.53	11.11	34.33

3. 住院患者抗菌药物使用率

2022年上海市二级医疗机构住院患者抗菌药物使用率最低的医院类型是中医医院,为31.52%;最高的是妇幼保健医院,为51.91%;二级医疗机构平均为34.28%,略低于全国平均水平的37.65%。上海市二级医疗机构大多数都达到了国家卫生健康委对二级医疗机构住院患者抗菌药物使用率低于60.0%的要求(表2-12)。

表2-12 住院患者抗菌药物使用情况(%)

项 目	全国	中心	二级	综合	妇幼	中医
抗菌药物使用百分率	37.65	30.10	34.28	34.24	51.91	31.52
手术组抗菌药物使用率	—	—	53.08	52.19	60.83	54.52
非手术组抗菌药物使用率	—	—	21.36	23.78	6.87	20.55

注:"—"表示数据缺失

4. 住院患者抗菌药物用药疗程和使用品种数

2022年上海市二级医疗机构住院患者抗菌药物平均使用天数最短的医院类型是妇幼保健院,为1.21 d;最长的是综合医院,为5.02 d;平均为4.79 d。手术组的平均用药时间比非手术组短。住院患者抗菌药物使用品种数平均为1.30种(表2-13)。

表2-13 住院患者用药疗程和用药品种数

项 目	全国	中心	二级	综合	妇幼	中医
抗菌药物平均使用天数(d)	4.45	3.64	4.79	5.02	1.21	4.92
手术组抗菌药物平均使用天数(d)	—	—	3.13	3.59	0.97	2.61
非手术组抗菌药物平均使用天数(d)	—	—	8.43	8.06	4.69	9.32
抗菌药物平均使用品种数(种)	1.26	1.25	1.30	1.30	1.37	1.27
手术组抗菌药物平均使用品种数(种)			1.25	1.24	1.39	1.22
非手术组抗菌药物平均使用品种数(种)			1.40	1.42	1.15	1.38

注:"—"表示数据缺失

5. 抗菌药物联合用药情况

2022年上海市二级医疗机构住院患者抗菌药物联合用药率最低的医院类型是中医医院，为19.34%；最高的是综合医院，为25.73%；平均为23.94%。手术组抗菌药物联合用药率为19.58%，非手术组为27.01%，提示治疗用抗菌药物联用较多（表2-14）。

表2-14　住院患者抗菌药物联合用药率（%）

项　目	全国	中心	二级	综合	妇幼	中医
抗菌药物联合用药率（%）	20.19	28.41	23.94	25.73	22.73	19.34
手术组联合用药率（%）	—	—	19.58	18.35	25.40	22.76
非手术组联合用药率（%）	—	—	27.01	30.29	37.22	18.68

注："—"表示数据缺失

6. 围手术期抗菌药物使用情况

手术预防用药只统计Ⅰ类切口手术，手术预防用药率为32.50%。Ⅰ类切口手术平均预防用药天数为0.99 d。手术预防用药时机方面，Ⅰ类切口手术术前0.5～2.0 h给药百分比为72.14%。Ⅰ类切口手术预防用药联合使用率为5.01%（表2-15）。

表2-15　围手术期抗菌药物用药情况

项　目	全国	中心	二级	综合	妇幼	中医
预防使用抗菌药物使用率（%）	30.80	36.20	32.50	33.07	19.17	28.51
预防使用抗菌药物平均天数（d）	1.08	0.97	0.99	1.04	0.10	0.70
术前0.5～2.0 h给药百分比（%）	56.75	65.55	72.14	73.20	27.78	73.18
预防使用抗菌药物联合使用率（%）	7.21	6.98	5.01	5.37	17.50	0.78

7. 抗菌药物DDDs

2022年上海市二级医疗机构中各类抗菌药物DDDs统计（表2-16）中占据前5位的分别为三代头孢菌素、喹诺酮类、二代头孢菌素、硝基咪唑类和头霉素类抗菌药物。各种抗菌药物用量较大的抗菌药物依次为左氧氟沙星、头孢唑肟、头孢呋辛、头孢哌酮/舒巴坦和奥硝唑等（表2-17）。

表 2-16　各类抗菌药物 DDDs

药品类别	DDDs
三代头孢菌素	315 121.27
喹诺酮类	252 823.05
二代头孢菌素	166 604.61
硝基咪唑类	98 882.07
头霉素类	93 352.28
青霉素类	72 938.81
碳青霉烯类	63 234.80
头孢菌素类+酶抑制剂	57 808.41
青霉素类+酶抑制剂	46 697.70
四代头孢菌素	45 593.36
抗真菌药	36 747.28
大环内酯类	36 549.00
氨基糖苷类	34 930.09
一代头孢菌素	25 274.21
氧头孢烯类	19 098.86
磷霉素类	17 435.50
糖肽类	16 964.03
林可酰胺类	16 792.85
其他β-内酰胺类	16 730.00
四环素类	12 858.55
其他类	9 854.00
磺胺类药及增效剂	7 109.51

表 2-17　各种抗菌药物 DDDs

药品名称	DDDs
左氧氟沙星	197 029.54
头孢唑肟	169 243.56
头孢呋辛	97 540.60
头孢哌酮/舒巴坦	56 113.57
奥硝唑	45 826.92
头孢吡肟	45 593.36
莫西沙星	42 597.80
美罗培南	42 205.80
头孢克洛	41 579.74
头孢他啶	39 337.49
甲硝唑	37 247.08
头孢曲松	33 192.20
头孢克肟	31 023.70
氯唑西林	26 396.51
阿奇霉素	26 233.30
头孢噻肟	24 508.23
哌拉西林/他唑巴坦	23 103.66
氟康唑	19 114.00
头孢唑林	17 906.84
依替米星	17 422.00
克林霉素	16 792.85
美洛西林	14 732.34
亚胺培南/西司他丁	14 408.26
磷霉素	13 668.50

（续表）

药品名称	DDDs
头孢替安	13 249.20
伏立康唑	11 246.37
美洛西林/舒巴坦	11 231.66
氨曲南	10 866.24
万古霉素	10 303.00
庆大霉素	10 133.90
环丙沙星	9 735.00
头孢丙烯	9 258.50
替加环素	7 303.80
克拉霉素	7 107.10
复方磺胺甲噁唑	7 097.51
氨苄西林	6 885.75
氟氯西林	6 695.75
比阿培南	6 620.75
阿莫西林/克拉维酸	6 567.41
替考拉宁	5 978.00
头孢地尼	5 170.66
青霉素	5 041.34
头孢拉定	4 766.69
利奈唑胺	4 686.14
磺苄西林	4 599.42
多西环素	4 591.00
阿莫西林	4 332.83
阿米卡星	3 996.76

（续表）

药品名称	DDDs
磷霉素氨丁三醇	3 767.00
奈替米星	2 685.43
卡泊芬净	2 518.20
阿莫西林/舒巴坦	2 340.00
哌拉西林/舒巴坦	2 252.14
伊曲康唑	1 931.50
头孢哌酮	1 690.75
哌拉西林	1 612.50
头孢哌酮/他唑巴坦	1 604.00
头孢硫脒	1 485.67
阿洛西林	1 406.68
环酯红霉素	1 249.20
氨苄西林/舒巴坦	1 202.86
帕珠沙星	1 091.20
诺氟沙星	1 088.51
罗红霉素	999.50
头孢羟氨苄	953.25
红霉素	813.90
米诺环素	798.75
异帕米星	692.00
苯唑西林	636.50
多黏菌素 B	425.67
普鲁卡因/青霉素	349.33

（续表）

药品名称	DDDs
去甲万古霉素	232.25
苄星青霉素	200.75
特比奈芬	189.00
四环素	165.00
头孢氨苄	161.75
地红霉素	146.00
两性霉素 B	116.00
替硝唑	58.00
氟胞嘧啶	52.70
黏菌素	25.11
吉米沙星	21.00
磺胺甲噁唑	12.00
咪康唑	0.00

8. 抗菌药物使用强度

2022年上海市二级医疗机构的抗菌药物使用强度低于全国平均水平（表2-18）。2022年由于新冠肺炎疫情暴发，上海医院运营受疫情影响严重，其中多家医院停诊，剔除上报的抗菌药物使用强度数据不全的医院，剩余24家医疗机构中，9家医疗机构抗菌药物使用强度在40.00以上，有的甚至远远超出国家卫生健康委专项整治目标要求。

表 2-18 抗菌药物使用强度

项 目	全国	中心	二级
抗菌药物使用强度	38.45	41.34	38.06

三、2022年上海市社区医疗机构
抗菌药物临床使用数据

（一）资料与方法

1. 数据来源与样本抽样方法

数据来源：本网2022年社区医疗机构上报数据。

样本抽样方法：处方相关信息统计中涉及随机抽样的，以每家社区医疗机构3月、6月、9月、12月规定时间段内（5 d）总处方数为基础，各随机抽取成人普通门诊处方100张，共计400张/家·年。

2. 数据剔除

未能按监测网要求完整填报的；填报数据错误的。

（二）结果

1. 社区医疗机构基本情况调查

2022年社区医疗机构基本情况调查表有效数据上报248家，数据显示，医疗收入162.71亿元，其中，药品收入118.57亿元，占医疗收入的72.87%。在药品收入中，西药和抗菌药物使用金额分别占60.73%和1.65%。17个区级统计机构中，药占比最大的为87.92%，最小的为60.02%；抗菌药物使用金额占药品收入最大的为2.85%、最小的为0.60%。西药和抗菌药物在医疗机构各部门的使用比例见图2-1和图2-2。

2. 社区医疗机构门诊处方用药信息

2022年社区医疗机构门诊处方用药信息表有效数据上报245家，共计门诊处方97 562张。处方相关数据显示，平均用药品种数为2.26种，抗菌药物使用比率为3.13%；处方平均金额为210.90元，含抗菌药物的处方平均金额为197.66元；抗菌药物和注射剂使用率分别为6.84%和2.76%。各项数据最大和最小值见表2-19。

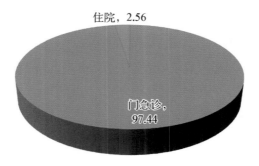

图2-1　西药在社区医疗机构各部门使用金额比例（%）

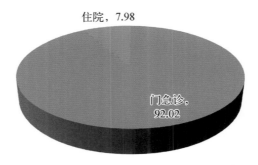

图2-2　抗菌药物在社区医疗机构各部门使用金额比例（%）

表 2-19　社区医疗机构门诊处方统计指标（%）

统计项目	最大值	最小值	平均值
抗菌药物使用比率	4.73	2.25	3.13
抗菌药物使用率	9.76	5.52	6.84
注射剂使用率	7.14	1.14	2.76

3. 社区医疗机构抗菌药物使用信息

（1）社区医疗机构门诊抗菌药物使用信息：门诊抗菌药物统计有效数据244家，门诊就诊总人次为5 167.85万人次，区平均就诊人次为303.99万人次，最多为852.19万人次、最少为69.99万人次，相差12倍。各社区医疗机构平均就诊人次为21.18万人次。244家社区医疗机构门诊抗菌药物DDDs为24 327 988.11（表2-20）。

表 2-20　244 家社区医疗机构按所属区统计的门诊抗菌药物指标排名

区级统计机构代码	就诊人次数（万人）	就诊人次数排名	DDDs	DDDs 排名
A	852.19	1	3 925 520.22	1
B	511.31	2	2 225 924.27	2
C	470.45	3	2 173 319.18	3
D	290.91	7	1 643 270.30	4
E	216.85	13	1 548 608.97	5
F	276.31	8	1 416 596.72	6
G	234.21	11	1 354 328.89	7
H	292.44	6	1 210 941.50	8
I	260.29	9	1 204 485.94	9
J	172.22	15	1 178 378.87	10
K	298.96	5	1 168 631.83	11
L	250.42	10	1 156 364.92	12
M	425.66	4	1 127 251.90	13
N	230.97	12	1 112 093.38	14
O	201.92	14	921 385.49	15
P	112.73	16	754 901.04	16
Q	69.99	17	205 984.67	17
合计	5 167.85		24 327 988.11	

注：区级统计机构代码与区名无对应关系；其中一个区的社区医院分成两部分，分别由两个独立的数据统计机构完成数据统计

　　抗菌药物剂型选择方面，门诊口服和注射制剂 DDDs 分别为 23 941 873.34 和 386 114.77。在 15 类抗菌药物类别中，二代头孢菌素、氟喹诺酮类和硝基咪唑类用药频度排名前 3 位，占 15 类抗菌药物 DDDs 的 76.36%（表 2-21）。在 46 种抗菌药物品种中，头孢克洛、左氧氟沙星、甲硝唑在 DDDs 排名中居前 3 位，占 46 种抗菌药物用药频度的 66.89%（表 2-22）。

表 2-21　社区医疗机构门诊各大类抗菌药物 DDDs

抗菌药物类别	DDDs
二代头孢菌素	9 513 274.47
喹诺酮类	5 678 907.66
硝基咪唑类	3 384 097.47
大环内酯类	2 906 398.04
一代头孢菌素	1 622 391.09
林可酰胺类	387 477.85
三代头孢菌素	282 738.13
青霉素类	240 672.94
磷霉素类	149 190.20
青霉素类+酶抑制剂	144 766.30
氨基糖苷类	14 587.47
抗真菌类	1 672.00
头霉素类	1 594.50
四环素类	160.00
磺胺类	60.00
合计	24 327 988.11

表 2-22　社区医疗机构门诊各种抗菌药物 DDDs

药品名称	DDDs
头孢克洛	7 618 387.40
左氧氟沙星	5 304 859.09
甲硝唑	3 350 859.47
头孢呋辛	1 629 653.95
罗红霉素	1 168 380.00

（续表）

药品名称	DDDs
阿奇霉素	1 064 125.08
头孢拉定	1 035 225.90
克拉霉素	460 000.86
克林霉素	387 477.85
诺氟沙星	368 933.94
头孢羟氨苄	278 565.63
头孢丙烯	264 936.75
头孢氨苄	260 936.56
头孢克肟	244 157.25
红霉素	213 892.10
阿莫西林	189 709.60
磷霉素	149 190.20
阿莫西林/克拉维酸	144 763.09
头孢唑林	47 663.00
苯唑西林	31 768.75
头孢曲松	26 450.75
庆大霉素	14 534.67
替硝唑	14 471.00
呋喃妥因	12 175.00
青霉素	8 985.33
头孢他啶	6 700.13
氨苄西林	6 670.58
奥硝唑	6 592.00
头孢地尼	5 430.00

（续表）

药品名称	DDDs
哌拉西林	3 538.39
莫西沙星	2 605.00
头孢西丁	1 503.50
环丙沙星	1 124.63
氟康唑	1 035.00
奈诺沙星	773.00
吉米沙星	612.00
特比萘芬	455.00
头孢替安	296.38
伊曲康唑	182.00
多西环素	160.00
头孢米诺	84.00
复方磺胺甲噁唑	60.00
依替米星	52.80
头孢美唑	7.00
哌拉西林/他唑巴坦	3.21
苄星青霉素	0.28
合计	24 327 988.11

（2）社区医疗机构住院抗菌药物使用信息：184家社区医疗机构数据纳入住院抗菌药物数据，总住院人天数为4 328 655.88，各区平均住院人天数为254 626.82，各社区医疗机构平均住院人天数为23 525.30。住院抗菌药物DDDs为462 022.41，住院抗菌药物使用强度为10.67，最大值为26.13，最小值为1.96（表2-23）。

表 2-23　184 家社区医疗机构住院抗菌药物统计指标

区级统计机构代码	住院人天数	住院人天数排名	DDDs	用药频度排名	区使用强度	区使用强度排名
A	285 409.00	7	74 586.78	2	26.13	1
B	72 216.50	14	14 664.54	11	20.31	2
C	145 539.50	11	25 492.69	8	17.52	3
D	10 268.00	17	1 633.29	17	15.91	4
E	82 151.50	13	12 575.54	12	15.31	5
F	308 353.00	6	46 959.89	3	15.23	6
G	187 258.71	10	28 090.83	7	15.00	7
H	90 605.80	12	11 713.04	13	12.93	8
I	195 580.00	9	24 017.99	9	12.28	9
J	24 765.10	16	3 003.91	16	12.13	10
K	34 026.00	15	3 423.30	15	10.06	11
L	328 673.00	5	32 301.86	5	9.83	12
M	469 473.42	3	45 543.26	4	9.70	13
N	871 745.50	1	79 867.98	1	9.16	14
O	220 071.50	8	16 778.00	10	7.62	15
P	469 287.43	4	30 920.47	6	6.59	16
Q	533 231.92	2	10 449.05	14	1.96	17
合计	4 328 655.88		462 022.41		10.67	

注：区级统计机构代码与区名无对应关系；其中一个区的社区医院分成两部分，分别由两个独立的数据统计机构完成数据统计

抗菌药物剂型选择方面，社区医疗机构住院患者注射剂和口服制剂 DDDs 分别为 247 827.06 和 214 195.35。在 16 类抗菌药物类别中，氟喹诺酮类、二代头孢菌素和三代头孢菌素 DDDs 排名前 3 位，占 16 类抗菌药物用药频度的 76.14%（表 2-24）。在 47 种抗菌药物品种中，左氧氟沙

星、头孢呋辛和头孢曲松用药频度排名前3位,占47种抗菌药物DDDs的57.44%(表2-25)。

表 2-24　184家社区医疗机构住院各大类抗菌药物 DDDs

抗菌药物类别	DDDs
喹诺酮类	150 014.75
二代头孢菌素	122 355.00
三代头孢菌素	79 419.00
硝基咪唑类	22 941.71
大环内酯类	20 845.44
青霉素类	19 478.49
一代头孢菌素	19 115.03
磷霉素类	14 722.90
林可酰胺类	5 338.39
氨基糖苷类	3 949.77
青霉素类+酶抑制剂	2 894.35
头霉素类	756.75
磺胺类	80.50
抗真菌类	78.51
碳青霉烯类	18.83
四代头孢菌素	13.00
合计	462 022.41

表 2-25　184家社区医疗机构住院各种抗菌药物 DDDs

药品名称	DDDs
左氧氟沙星	139 706.50
头孢呋辛	76 625.25

（续表）

药品名称	DDDs
头孢曲松	49 070.25
头孢克洛	40 134.75
头孢他啶	29 857.00
甲硝唑	22 656.79
磷霉素	14 722.90
头孢拉定	10 315.40
阿奇霉素	8 273.17
苯唑西林	7 991.50
头孢唑林	7 406.00
氨苄西林	7 390.58
罗红霉素	6 669.42
环丙沙星	6 315.25
红霉素	5 786.85
克林霉素	5 338.39
头孢丙烯	5 124.25
庆大霉素	3 467.17
莫西沙星	3 135.00
哌拉西林	2 436.07
阿莫西林/克拉维酸	2 259.78
阿莫西林	1 177.67
头孢羟氨苄	738.75
头孢氨苄	654.88
青霉素	482.67

（续表）

药品名称	DDDs
头孢替安	470.75
头孢克肟	451.25
诺氟沙星	442.00
奈诺沙星	416.00
头孢西丁	412.00
哌拉西林/他唑巴坦	389.57
依替米星	329.20
头孢美唑	245.75
氨苄西林/舒巴坦	245.00
呋喃妥因	234.25
阿米卡星	153.40
克拉霉素	116.00
头孢米诺	99.00
复方磺胺甲噁唑	80.50
伊曲康唑	50.50
奥硝唑	48.67
头孢地尼	32.00
氟康唑	28.01
美罗培南	18.83
头孢吡肟	13.00
头孢唑肟	8.50
替硝唑	2.00
合计	462 022.41

四、2022年临床应用监测结果讨论

（一）社区医疗机构

从社区医疗机构基本情况调查数据可以看到，2022年药品收入占医疗收入的72.87%，同比上升4.04个百分点；在药品收入中，抗菌药物使用金额占药品收入的1.65%，同比下降0.28个百分点，同期西药占药品收入上升1.63个百分点。西药和抗菌药物在住院部门的使用金额同比下降0.29个百分点和5.26个百分点。

从门诊处方和抗菌药物使用信息中可见，社区医疗机构整体门诊抗菌药物使用率为6.84%，同比上升0.34个百分点。同时，门诊平均处方金额210.90元，同比增加了44.31元。

社区医疗机构门诊以口服抗菌药物剂型为主，而住院注射剂和口服剂型的用药频度相差不大。在抗菌药物大类上，门诊和住院用药频度排名前两位的都是二代头孢菌素、氟喹诺酮类，排名第3位的门诊为硝基咪唑类、住院为三代头孢菌素，前3位抗菌药物大类用药频度占所有抗菌药物大类用药频度的比例同比上升3.89个百分点和下降6.19个百分点，在具体抗菌药物品种上，头孢克洛和左氧氟沙星是门诊和住院使用频度最高的，分别占门诊和住院所有抗菌药物用药频度的31.32%和30.24%。前3位抗菌药物品种占门诊和住院所有抗菌药物品种用药频度的66.89%和57.44%。

（二）二级医疗机构和三级医疗机构

抗菌药物是临床使用广泛的药物类别之一。抗菌药物有其自身特点，合理使用不仅对患者的疗效和预后至关重要，对防止耐药病原体的产生更有意义。目前，国内外对于抗菌药物的大量使用，甚至过度使用，导致了耐药菌株的不断产生,而抗菌药物新药的研发速度远小于细菌产生耐药性的速度,因此,对于现有抗菌药物的临床使用进行监测、干预,对延缓药物耐药性的产生显得格外重要。

近年来,门急诊及住院的抗菌药物使用率、联合用药率和围手术期预防用药率已基本稳定,且绝大多数医疗机构均能达到国家专项整治的目标要求。上海市抗菌药物使用强度也有所下降,上海市二级医疗机构抗菌药物使用强度已低于40.00,上海市三级医疗机构使用强度略有超标,与其大量收治外地患者,尤其是危重感染患者数量多应该有关,当然也不能排除上报数据中还存在出院带药数据混入的情况,不过,2022年抗菌药物使用强度40.06,与往年上海市统计数据相比已有明显下降。

2022年,二级医疗机构、三级医疗机构碳青霉烯类药物的用量有所下降,二代头孢、头孢菌素类+酶抑制剂类药物用量上升明显。二级医疗机构青霉素类药物用量较2021年有所上升。上海市二级医疗机构、三级医疗机构抗菌药物使用趋势有从特殊使用级向限制使用级转换的趋势。研究各类抗菌药物内部结构的变化,对于了解临床抗菌药物的使用变化颇为重要。

执笔人:张建中,赵婧,沈毅,吕迁洲

上海市抗菌药物临床应用监测网

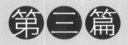

第三篇
医院感染监测与防控报告

三 网 年 鉴

上 海 市 细 菌 真 菌 耐 药 监 测 网
上 海 市 抗 菌 药 物 临 床 应 用 监 测 网
上 海 市 医 院 感 染 防 控 与 监 测 网

上海市院内感染质量控制中心（以下简称"质控中心"）负责上海市医院感染防控与监测网的工作。在上海市卫生健康委和上海市医疗质量控制管理事务中心的领导下，2022年质控中心针对调研及督查工作发现的问题，对照原国家卫生和计划生育委员会发布的《重症监护病房医院感染预防与控制规范（WST 509—2016）》等规范开展工作，同时调整了督查条款，在常规督查和监测工作的基础上，重点针对培训和督查工作的组织开展、特色工作及常规监测工作等展开。

一、培训开展情况和效果

（一）医院感染管理岗位培训班

2022年上海市医院感染管理岗位培训班于11月举办。由于新冠疫情因素，2022年培训班仍以线上形式举行，与上海国际医院感染控制论坛学术年会相结合，共培训约1 800人。参会人员包括医院感染重点部门（如ICU、血液透析室、内镜室、口腔科、消毒供应中心等）负责人和新上岗的医院感染专职人员等。1天的基础课程加2天的学术年会，使参会人员既能熟悉国家相关规章制度要求，同时也能了解国际新冠病毒感染防控的前沿知识与最新进展。通过培训，受训人员对感染防控提高了认识，理清了思路，更系统地了解了医院感染监测、控制和管理的最新循证证据和国家相关规范要求。达到规定听课时长者被颁发岗位培训证书。

（二）全国学术年会

面对来势汹汹的新冠病毒，医院承载着巨大的感染风险，已有多个国家曝出院内新冠病毒感染的案例。为进一步加强新冠疫情常态下的感染防控，提升我国感染控制能力和水平，质控中心联合健康报社等根据国内外医院感染学科发展趋势，结合新型冠状病毒肺炎疫情防控和多重耐药菌医院感染甚至暴发流行的严峻形势，于2022年11月在线上召开了上海国际医院感染控制论坛暨东方耐药与感染大会，线上观看人次累计达50余万人次。

（三）各类研讨会

为更好地提升上海市医疗机构新冠病毒感染防控能力，避免医院内感染，质控中心组织了多场疫情防控线上培训研讨会，宣传疫情防控先进知识和理念。

二、督查工作的组织开展情况

（一）年度质控督查

质控中心根据上海市卫生健康委员会和上海市医疗质量控制管理事务中心的要求，于2022年7月、10月与11月，分组对139家医疗机构进行了2022年质控督查。上半年主要抽查20家2021年督查结果问题较多的医疗机构，督查内容主要关注新冠病毒感染防控措施的落实，包括抗菌药物合理使用、手卫生、环境清洁消毒、门诊预检分诊/流调、ICU、消毒供应中心、口腔科门诊、内镜室（消化内镜、气管镜和喉镜）、发热门诊、核酸采样点、微生物实验室生物安全，并重点关注这些医疗机构针对2021年下半年督查中存在问题进行改进的情况。下半年以普查形式对139家医疗机构进行督查。督查内容重点关注新冠病毒感染防控措施的落实及常态化感染防控工作,包括组织架构、新冠防控医院管理、抗菌药物合理使用、手卫生、环境清洁消毒、门诊预检分诊/流调、ICU、消毒供应中心、口腔科门诊、内镜室(消化内镜、气管镜和喉镜)、发热门诊(如有境外隔离人员定点收治门诊及留观,首选查看定点)、核酸采样点、超声探头消毒。督查内容结合新冠疫情流行情况,在常规的基础上进行了调整,重点关注疫情相关防控措施的落实情况和高风险部门管理。除了现场督查,同时将学术科研和监测数据上报情况也纳入质控评分。督查中发现各级各类医疗机构对新冠防控措施的落实执行还存在问题,需要进一步加强培训和督导。

(二)新冠专项督查

2022年3月上海新冠疫情暴发,直至12月,质控中心在上海市卫生健康委、上海申康医院发展中心、上海市卫生监督所的牵头下,对各医疗机构发热门诊、方舱、亚定点医院及定点医院等进行了多次新冠疫情防控工作的督导,及时发现问题及时整改,督促及保障了上海市新冠防控各项措施的有效落实。组织专家协助上海市疾病预防控制中心及急救中心对各隔离酒店及院前急救系统的新冠防控措施多次进行相关督导,进一步指导科学防控。

三、特色工作

(一)"三网联动"工作

上海市为了加强多重耐药菌防控和抗菌药物管理工作,2017年成立"上海市卫生计生委抗菌药物临床应用与管理专家委员会"(现已更名为上海市卫生健康委员会抗菌药物临床应用与管理专家委员会),成员涵盖医政、感染、药学、微生物、院感等方面的专家和人员,旨在整合上海市细菌真菌耐药监测网、上海市抗菌药物临床应用监测网以及上海市医院感染防控与监测网（简称"三网"）的数据及专家资源，共同推动上海市抗菌药物管理工作。2022年11—12月，"三网"组织专家对全市部分医疗机构抗菌药物管理及多重耐药菌防控工作进行了现场督导。

（二）降低血管内导管相关血流感染

为进一步推动血管导管相关感染核心防控措施的有效落实，院内感染质控中心和上海市医院协会医院感染管理专业委员会于2022年2月18日在中山医院召开研讨会。并携手上海市重症质控中心、上海市护理质控中心、上海市急诊质控中心于2022年7月14日以线上形式共同主办"降低血管内导管相关血流感染发生率"培训会，以更好地落实血管内导管相关血流感染各项防控措施。

（三）能力建设

翻译并出版了世界卫生组织2020年发布的《感染预防与控制（IPC）专业人员核心能力》文件，并免费发放给加入上海市医院感染防控与监测网平台各医疗机构，此文件可作为医疗机构对IPC专业人员需求的指南，可用于评估IPC专业人员的培训需求，并结合教育和培训课程以及当地已有的评估工具，为IPC研究生课程/证书/文凭制定培训内容。

（四）上海市级医院院感防控技能培训基地项目

为提升上海市级医院感控专业专职人员重要能力、知识和技能，探索构建感控专业能力提升培训系统，形成感控专业培训基地。在上海申康医院发展中心组织下，由复旦大学附属中山医院等多个医院院感部门牵头，于9月20日启动"上海市级医院院感防控技能培训基地项目"。重点聚焦流调与风险评估、消毒和环境监测、微生物监测和抗生素规范使用以及院内全员感控行为培训与监督这4个方面，并通过8个培训基地分工协作，通过规范的授课和实训,持续为市级医院培养合格的感染防控专业技术人才,从而提升感控团队的综合能力,更好地应对重大公共卫生应急事件。

(五)撰写相关地方标准及专家共识

牵头撰写《医用超声探头消毒卫生要求》的地方标准,该标准已于2022年5月1日正式颁布实施;牵头撰写《新型冠状病毒肺炎定点救治医院感染预防和控制专家共识》并已发表;参与团体标准《临床实验室Ⅱ级生物安全柜管理要求》,并于2022年12月1日正式颁布实施;参与撰写《方舱医院感染防控专家共识》并已发表;参与撰写《集中隔离医学观察场所感染防控专家共识》并已发表;牵头撰写《医疗机构新型冠状病毒奥密克戎变异株感染防控专家共识》,并于2023年2月8日正式发表。

(六)科研调查

1. 新冠病毒对定点医院环境污染调研

对上海市老年医学中心污染区公共环境和个人防护用品的采样结果显示,病区公共环境整体环境新冠病毒污染率为30.00%,以地面污染率最高(60.00%)。一脱区整体新冠病毒污染率为18.33%,二脱区污染率为1.67%。26.67%的出舱人员防护用品新冠病毒检测阳性,外层鞋套鞋底、外层手套和防护服的阳性率分别为35.00%、21.67%和8.33%,但面屏和裸手中未发现新冠病毒(表3-1)。

表 3-1　病区及脱卸区新冠病毒环境污染情况

	区　域	单靶阳 n(%)	双靶阳 n(%)	总阳性 n(%)
病区	脱卸区电梯地面	4(40.00)	2(20.00)	6(60.00)
	走廊公共区域地面	5(50.00)	1(10.00)	6(60.00)
	脱卸电梯按钮	3(30.00)	1(10.00)	4(40.00)
	静配室台面	1(10.00)	2(20.00)	3(30.00)

（续表）

区　域		单靶阳 n（%）	双靶阳 n（%）	总阳性 n（%）
病区	缓冲间门把锁	1（10.00）	2（20.00）	3（30.00）
	护士站台面（台面、鼠标、按键等）	2（20.00）	1（10.00）	3（30.00）
	应急处置间地面	1（10.00）	1（10.00）	2（20.00）
	清洁物品缓冲间地面	1（10.00）	1（10.00）	2（20.00）
	污洗室清洗槽	0（0.00）	1（10.00）	1（10.00）
	应急处置间放置物品台面	0（0.00）	0（0.00）	0（0.00）
	合计	18（18.00）	12（12.00）	30（30.00）
一脱区	脱位地面	2（20.00）	1（10.00）	3（30.00）
	脱位镜子+置物架	1（10.00）	2（20.00）	3（30.00）
	一脱区等候区地面	3（30.00）	0（0.00）	3（30.00）
	脱位垃圾桶踏板	0（0.00）	2（20.00）	2（20.00）
	手消按钮	0（0.00）	0（0.00）	0（0.00）
	门把锁和门面	0（0.00）	0（0.00）	0（0.00）
	合计	6（10.00）	5（8.33）	11（18.33）
二脱区	地面	0（0.00）	1（10.00）	1（10.00）
	缓冲门把手	0（0.00）	0（0.00）	0（0.00）
	脱位镜子+置物架	0（0.00）	0（0.00）	0（0.00）
	口罩抽屉	0（0.00）	0（0.00）	0（0.00）
	手消毒液按压处	0（0.00）	0（0.00）	0（0.00）
	医废桶踏处	0（0.00）	0（0.00）	0（0.00）
	合计	0（0.00）	1（1.00）	1（1.67）

2. 持续性次氯酸对内镜终末漂洗水的消毒效果研究

对内镜中心引入微酸性次氯酸水发生机前后，在安装的特定时间收集水样进行培养和宏基因组二代测序分析。消毒前共采集水样27份，其中

10份合格,合格率为37.03%。不合格水样可检出放线根瘤菌、嗜麦芽窄食单胞菌、黄色微杆菌、贪铜菌、藤泽甲基杆菌、少动鞘氨醇单胞菌等水生细菌;安装后共采集水样54份,全部合格(表3-2)。宏基因二代测序显示,消毒前的样本中可大量检测出皮氏罗尔斯顿菌、耐金属贪铜菌、奥斯陆莫拉菌、日本慢生根瘤菌、水生甲基杆菌、戈登分枝杆菌、新鞘氨醇杆菌等细菌,消毒后未检出条件致病菌。

表3-2　安装前后水样合格率分析

采样时间	自动清洗机		手工水槽		合格率(%)
	合格数	采样总数	合格数	采样总数	
安装前30天	1	3	3	4	57.15
安装前15天	0	4	2	6	20.00
安装前3天	0	4	4	6	40.00
安装后第1天	2	2	1	1	100.00
安装后第2天	3	3	4	4	100.00
安装后第4天	3	3	4	4	100.00
安装后第7天	4	4	3	3	100.00
安装后第10天	3	3	5	5	100.00
安装后第14天	2	2	3	3	100.00
安装后第21天	5	5	3	3	100.00
安装后第28天	5	5	4	4	100.00

3. 新冠康复出院患者衣物及物品的新冠核酸污染调研

使用病毒采样专用拭子对上海市老年医学中心出院患者穿着的衣物、个人手机和行李箱进行新冠核酸的采样。基础消毒阶段(2022年5月26—27日)共采集出院患者37份衣物标本,15份手机标本,21份行李箱标本,核酸检测阳性率分别为40.54%、13.33%、28.57%(表3-3);强化消毒阶段（2022年5月28日至6月8日）共采集出院患者55份衣物标本，30份手机标本，39份行李箱标本，核酸检测阳性率分别为16.36%、10.00%、15.38%（表3-4）。强化消毒阶段样本阴性率显著高于基础消毒阶段（$\chi^2 = 8.049$，$P = 0.005$），但ORF$1ab$基因、N基因和E基因的Ct值变化无统计学意义。

表 3-3　基础消毒阶段结果汇总

类　型	采样份数（份）	单　阳		双　阳	
		阳性份数（份）	阳性率（%）	阳性份数（份）	阳性率（%）
衣物	37	4	10.81	11	29.73
手机	15	1	6.67	1	6.67
行李箱	21	1	4.76	5	23.81

表 3-4　强化消毒阶段结果汇总

类　型	采样份数（份）	单　阳		双　阳	
		阳性份数（份）	阳性率（%）	阳性份数（份）	阳性率（%）
衣物	55	3	5.45	6	10.91
手机	30	3	10.00	0	0.00
行李箱	39	3	7.69	3	7.69

4. 外来管腔型手术器械清洗质量监测研究

选取复旦大学附属中山医院外来脊柱手术器械中的管腔型器械291件，采用管腔可视化检查系统，分别在接收时和经手工清洗后检查其管腔内壁的清洗质量。接收时管腔器械污染物污染率为89.69%，清洗后污染物污染率为59.45%，主要污染物为组织、污渍、锈渍（图3-1、表3-5）。且一端为盲端的器械比两端开口的器械内壁污渍更难处理，两者组织和污渍的清除率比较，差异均有统计学意义。外来管腔型脊柱手术器械的内

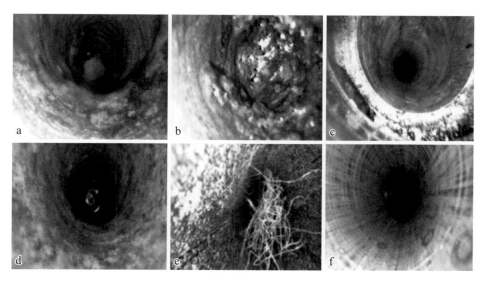

图3-1 可视化检测系统观察下的管腔内壁污染情况

注：a、b为组织；c为血渍；d为污渍；e为异物；f为锈渍

壁污渍采用普通清洗方法很难完全清除，借助可视化检测系统观察管腔内壁，可以更准确地清除残留污渍，并优化清洗流程，提高外来管腔型结构医疗器械的清洗质量。

5. 高强度紫外线消毒机器人对多重耐药菌的消毒效果研究

制备 0.5×10^6 CFU/ml 的 CRKP 和 MRSA 染菌载体，评估一种自主移动直射式高强度紫外线消毒机器人的消毒效果。静置状态下，距离 1 m，分别照射 5 min 和 10 min，无遮挡或保鲜膜遮挡，杀灭率均为100.00%，杀灭对数值 ≥ 3，消毒效果达标。移动状态下，对 CRKP 和 MRSA 各角度照射的杀灭率均为100%，杀灭对数值均 ≥ 3，消毒效果达标（表3-6和表3-7）。高强度紫外线消毒机器人可在短时间内对多重耐药菌达到良好的消毒效果，且对某些穿透率较高的材质仍维持较佳的消毒结果。

6. 新冠复阳患者口罩及病房环境污染情况调查

选取上海市某新冠定点救治医院收治的27名核酸复阳患者，收集患者基本信息，且对其当日所佩戴的口罩内外侧、患者所住病房内高频接触

表 3-5 管腔器械清洗前后污染物污染情况

检测时期	检测件数（件）	组织		血渍		污渍		锈渍		异物	
		污染件数（件）	污染率（%）	污染件数（件）	污染率（%）	污染件数（件）	污染率（%）	污染件数（件）	污染率（%）	污染件数（件）	污染率（%）
接收时	291	167	57.39	36	12.37	199	68.38	95	32.65	57	19.59
清洗后	291	80	27.49	24	8.25	123	42.27	44	15.12	3	1.03

表 3-6 不同照射时间和距离指示菌杀灭效果

指示菌	时间（min）	阳性对照组（CFU）	1 m			2 m			3 m		
			试验组（CFU）	杀灭率（%）	杀灭对数值	试验组（CFU）	杀灭率（%）	杀灭对数值	试验组（CFU）	杀灭率（%）	杀灭对数值
CRKP	5	1 600	0	100.00	3.20	39	97.56	1.61	500	68.75	0.51
	10	1 400	0	100.00	3.15	32	97.71	1.64	230	83.57	0.78
	30	110	0	100.00	2.04	0	100.00	2.04	0	100.00	2.04
MRSA	5	4 000	0	100.00	3.60	75	98.13	1.73	390	90.25	1.01
	10	4 000	0	100.00	3.60	66	98.35	1.78	260	93.50	1.19
	30	500	0	100.00	2.70	0	100.00	2.70	0	100.00	2.70

注：CRKP，碳青霉烯类耐药肺炎克雷伯菌；MRSA，甲氧西林耐药金黄色葡萄球菌。

表 3-7 移动状态下指示菌杀灭效果

指示菌	角　度	阳性对照组（CFU）	试验组（CFU）	杀灭率（%）	杀灭对数值
CRKP	水平	1 600	0	100.00	3.20
	60°	1 600	0	100.00	3.20
	90°	1 600	0	100.00	3.20
MRSA	水平	4 000	0	100.00	3.60
	60°	4 000	0	100.00	3.60
	90°	4 000	0	100.00	3.60

注：CRKP，碳青霉烯类耐药肺炎克雷伯菌；MRSA，甲氧西林耐药金黄色葡萄球菌；消毒机器人在距离染菌载体前后各2 m范围内往返1次，行进速度为0.1 m/s

的物体表面进行采样并进行新冠病毒核酸检测。27名复阳患者中，6名（22.22%）入院后首次新冠核酸检测Ct值＜35，21名（77.78%）入院后首次核酸检测Ct值≥35或阴性。162例环境相关样本中，16例（9.88%）核酸检测阳性，其中双基因阳性样本5例（3.09%），单基因阳性样本11例（6.79%）。不同采样位点中，床垫＋床单的阳性率最高（18.52%），所有阳性样本的Ct值均＞35。患者入院后第一次核酸结果Ct值是否＜35对患者相关环境样本污染情况没有统计学差异。不同类型物体表面污染情况没有统计学差异（图3-2和表3-8）。

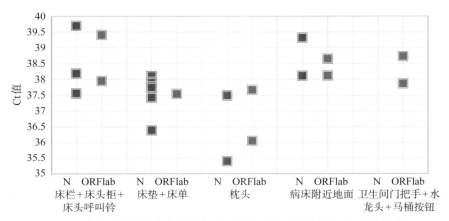

图3-2 新冠感染者病毒核酸复阳人员环境阳性样本Ct值分布情况

表 3-8　不同类型物体表面污染情况

类 型	阳 性	阴 性	$\chi 2$	P 值
织物	7（12.96%）	47（87.04%）		
硬质表面	6（7.41%）	75（92.59%）	7.290	0.063
地面	3（11.11%）	24（88.89%）		
口罩	0（0.00%）	54（100.00%）		

四、常规监测工作

　　医院感染常规监测工作：上海市二级甲等以上医疗机构均按照质控中心要求开展医院感染相关监测，包括 ICU 目标性监测、围手术期抗菌药物预防用药调查、血培养送检率调查、手卫生依从性监测、手卫生用品耗量监测、职业暴露网上直报等工作（2022 年现患率调查因新冠疫情原因可能造成调查数据偏移故暂缓），并通过督导综合干预的依从性进行持续质量改进。

（一）ICU 目标性监测

　　要求针对医院内所有 ICU 内入住患者，以 0 点已住 ICU 的患者情况为准，每天持续监测。监测内容包括患者基本信息、相关危险因素、导管留置情况及医院感染发生情况。2022 年上海市 CLABSI 发生率为 0.66‰，CAUTI 发生率为 1.51‰，VAP 发生率为 3.03‰，VAP 发生率较 2021 年有所下降（表 3-9）。

（二）围手术期抗菌药物预防用药监测

　　质控中心从 2004 年起即要求参与监测的医疗机构每年 4 月和 10 月监

表 3-9　上海市 2020—2022 年 ICU 3 种导管相关感染发生率（‰）

感染类型	2020 年			2021 年			2022 年		
	插管日数（d）	感染例数（例）	感染率（‰）	插管日数（d）	感染例数（例）	感染率（‰）	插管日数（d）	感染例数（例）	感染率（‰）
CLABSI	300 523	205	0.68	376 843	215	0.57	276 440	182	0.66
CAUTI	339 903	565	1.66	421 566	617	1.46	301 906	457	1.51
VAP	174 843	831	4.75	220 453	927	4.20	160 016	485	3.03

注：CLABSI，导管相关血流感染；CAUTI，导尿管相关尿路感染；VAP，呼吸机相关肺炎

测所有出院的手术患者围手术期抗菌药物预防性使用情况，如当月出院的手术患者超过 1 500 例，仅调查当月 15 日以后（含 15 日）手术的患者。监测人群包括所有手术患者，排除手术前和手术后存在感染的患者、活检患者及急诊手术者。2022 年监测 34 875 例手术患者，Ⅰ类手术切口预防用药率为 24.78%，较前几年明显下降，术后预防用药时间 ≤ 24 h 的比例为 51.89%，较前几年明显改善（图 3-3）。

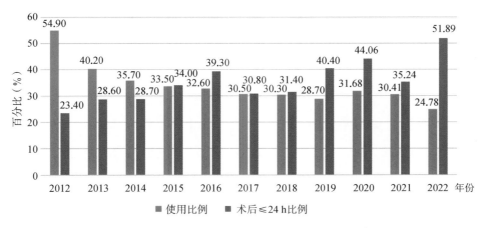

图 3-3　2012—2022 年Ⅰ类手术切口预防用药情况

（三）血液标本送检率调查

2009年起，上海市即要求各医疗机构常规开展血液标本送检率调查，要求在每年各季度即3月、6月、9月、12月的第2周的周四，调查前3天（周一～周三）出现发热，体温≥38.5℃的患者的血液标本送检情况及相关危险因素，例如肺炎、留置中心静脉导管超过5 d等。2022年留置中心静脉导管≥5 d的发热患者血培养送检率为82.85%，怀疑院内肺炎或VAP的发热患者血培养送检率为79.54%，已送检痰标本的发热患者血培养送检率为82.79%（图3-4）。

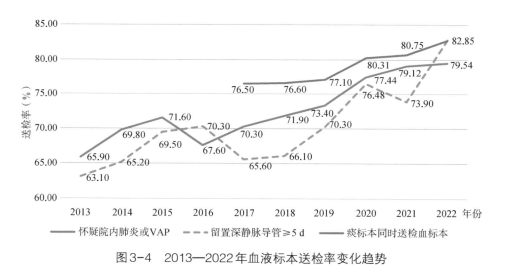

图3-4　2013—2022年血液标本送检率变化趋势

（四）手卫生依从性监测

质控中心要求医院感染专职人员对全院至少两个部门（如有ICU，必须涵盖）进行医务人员手卫生依从性监测。每个部门每周至少1次，每次不超过20 min，记录所有观测期间医务人员的手卫生操作的依从性及正确率。2022年（截至11月30日）共监测119 690人次的手卫生指征，手卫生依从性为90.87%（图3-5和图3-6）。

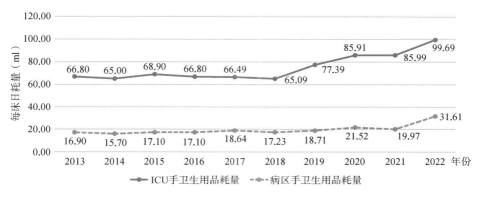

图3-5　2013—2022年手卫生用品耗量

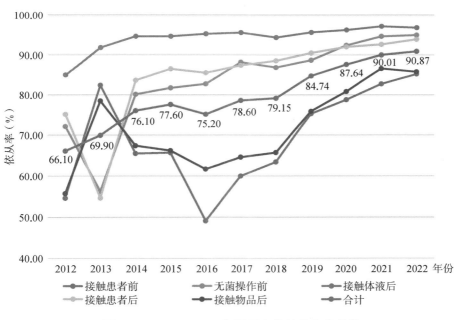

图3-6　2012—2022年手卫生依从性变化趋势

执笔人：陈翔,林佳冰,沈燕,高晓东,胡必杰

上海市医院感染防控与监测网

第四篇
"三网联动"综合评分标准

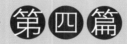

三 网 年 鉴

上海市细菌真菌耐药监测网
上海市抗菌药物临床应用监测网
上海市医院感染防控与监测网

上海市卫生健康委员会抗菌药物临床应用与管理专家委员会尝试发挥多学科合作优势，设置一些综合指标，用于评价医院的感染病诊治、耐药菌监测、抗菌药物合理应用和医院感染防控水平，引导医院更加注重内涵建设，加强专业团队建设、科学化管理。这些指标的意义更多在于其导向作用，同时这一评分标准将在实践中逐步优化。

一、复合指标

（一）感染病诊治多学科专业队伍建设（45分）

1. **感染专业医生**（10分，培元实践基地单位本项满分）

（1）有从事细菌真菌感染诊治方向医生（3分）。

（2）有细菌真菌感染诊治病区或医疗组（3分）。

（3）有参加培元理论培训或实践培训医生（2分）。

（4）感染科医生主导感染病诊治会诊（2分）。

2. **感染专业药师**［10分，中国医院协会、中华医学会临床药师（感染专业）培训基地本项满分］

（1）有感染专业药师（3分）。

（2）有参加培英理论学习临床药师（2分）。

（3）有完成国家临床药师培训抗感染专业临床药师（3分）。

（4）感染专业药师参与感染病诊治、抗菌药物应用与管理（2分）。

3. **临床微生物专业人员**（10分）

（1）专职临床微生物专业人员超过每200床1位，不足2分，无专职人员0分（4分）。

（2）有具备检验医师资格人员（2分）。

（3）派员参加上海市细菌真菌耐药监测网培训或全国细菌耐药监测网（CARSS）实践培训（2分）。

（4）派员参加培微理论培训（2分）。

4. 医院感染防控专业人员（10分）

（1）医院感染管理科人员配备（4分）；医院每250张开放床位配备1名医院感染防控专职人员，配备率不足50%扣4分，不足75%扣2分，不足80%扣1分。

（2）医院感染管理科人员结构（3分）；医师占比不低于30%，护士占比不高于40%，其他人员占比不高于30%，每一类不满足扣1分。

（3）医院感染管理科人员培训（3分）；工作不满5年的专职人员应参加上海市院内感染质量控制中心举办的岗位培训班（1分）；所有专职人员每年必须参加不少于30学时的继续教育（1分）；安排重点部门负责人参加医院感染防控培训（1分）。

5. 感染病诊治与抗菌药物管理多学科协同机制（5分）

（1）感染病诊治多学科会诊机制（3分）。

（2）抗菌药物管理团队由多学科构成（2分）。

（二）抗菌药物采购目录优化（45分）

1. 全部采购品种数与推荐品种（表4-1）重合度（25分）

（1）采购品种中≥90%为推荐品种（25分）。

（2）采购品种中≥85%为推荐品种（22分）。

（3）采购品种中≥80%为推荐品种（18分）。

（4）采购品种中≥75%为推荐品种（12分）。

（5）采购品种中≥70%为推荐品种（5分）。

（6）采购品种中为推荐品种者<70%（0分）。

2. 采购目录中有青霉素、苄星青霉素、呋喃妥因、复方磺胺甲噁唑、氟胞嘧啶5个品种（10分）

（1）有4种及以上（10分）。

（2）有3种（8分）。

（3）有2种（5分）。

（4）有1种（2分）。

（5）无（0分）。

3. 采购目录中有头孢唑林、头孢呋辛（注射剂）（10分，缺1种扣5分）

表4-1　抗菌药物推荐品种

抗菌药物类别	品　种
青霉素类	青霉素 G 苄星青霉素 苯唑西林 氯唑西林 阿莫西林 氨苄西林 哌拉西林
一代头孢	头孢唑林 头孢拉定
二代头孢	头孢呋辛 头孢克洛
三代头孢	头孢噻肟 头孢曲松 头孢他啶 头孢克肟
四代头孢	头孢吡肟
单环类	氨曲南
β-内酰胺酶抑制剂及复方制剂	阿莫西林/克拉维酸 氨苄西林/舒巴坦 哌拉西林/他唑巴坦（8∶1） 头孢哌酮/舒巴坦（2∶1） 替卡西林/克拉维酸 舒巴坦 头孢他啶/阿维巴坦

（续表）

抗菌药物类别	品　　种
头霉素类	头孢西丁 头孢美唑
碳青霉烯类	亚胺培南/西司他丁 美罗培南 厄他培南
青霉烯类	法罗培南
氧头孢烯类	拉氧头孢
氨基糖苷类	庆大霉素 阿米卡星 异帕米星
大环内酯类	红霉素 交沙霉素 阿奇霉素 克拉霉素 罗红霉素
林可酰胺类	克林霉素
四环素类	多西环素 米诺环素 奥马环素 依拉环素
甘氨酰环素	替加环素
多肽类	万古霉素 去甲万古霉素 替考拉宁 达托霉素 硫酸多黏菌素B 甲磺酸多黏菌素E 硫酸多黏菌素E
喹诺酮类	诺氟沙星 左氧氟沙星 环丙沙星 莫西沙星 奈诺沙星 西他沙星

（续表）

抗菌药物类别	品　种
磺胺类	复方磺胺甲噁唑
呋喃类	呋喃妥因
硝基咪唑类	甲硝唑
噁唑烷酮类	利奈唑胺 康替唑胺
磷霉素	磷霉素（注射） 磷霉素氨丁三醇
浅部抗真菌药物	特比萘芬
深部抗真菌药物	两性霉素 B 及脂质体 氟胞嘧啶 氟康唑 伊曲康唑伏立康唑 泊沙康唑 艾沙康唑 卡泊芬净 米卡芬净

（三）规范β-内酰胺类抗菌药物皮试（10分）

（1）遵照《β-内酰胺类抗菌药物皮试指导原则》（10分）。

（2）未遵照《β-内酰胺类抗菌药物皮试指导原则》，由各科室自行决定（5分）。

（3）医院规定使用头孢菌素前必须进行头孢菌素皮试筛查（0分）。

二、细菌耐药权重指数

（一）标本质量分值（50分）

1. 标本来源（10分）

（1）门诊患者分离株所占比例（5分）。

- ≤ 5%（0 分）
- ＞ 5% 且 ≤ 10%（1 分）
- ＞ 10% 且 ≤ 15%（3 分）
- ＞ 15%（5 分）

（2）血液和脑脊液标本分离株来源占比（5 分）。

- ≤ 5%（0 分）
- ＞ 5% 且 ≤ 10%（1 分）
- ＞ 10% 且 ≤ 15%（2 分）
- ＞ 15% 且 ≤ 20%（3 分）
- ＞ 20%（5 分）

2. 菌株数量（10 分）

按全年菌株数量计算得分（需剔除同一患者分离的重复菌株，表 4-2）。

表 4-2　二级医院、三级医院全年菌株数量评分（分）

三级医院（株 / 年）	得分	二级医院（株 / 年）	得分
＜ 300	0	＜ 100	0
300～1 000（含 300）	3	100～300（含 100）	3
1 000～2 000（含 1 000）	5	300～800（含 300）	5
2 000～4 000（含 2 000）	7	800～1 500（含 800）	7
≥ 4 000	10	≥ 1 500	10

3. 药敏品种合理性（30 分）

以下常见细菌和抗菌药物组合以及耐药机制的检测纳入评分，每缺少 1 种药物或一个结果扣 0.01 分。

（1）大肠埃希菌 / 肺炎克雷伯菌：氨苄西林、哌拉西林 / 他唑巴坦、头孢唑林、头孢呋辛、头孢噻肟（或头孢曲松）、头孢他啶、头孢吡肟、阿米卡星、多黏菌素（黏菌素或多黏菌素 B，CR 菌株）、替加环素（CR 菌株，中介或耐药菌株是否复核确认）、头孢他啶 / 阿维巴坦（CR 菌株）。

（2）铜绿假单胞菌：哌拉西林/他唑巴坦、头孢他啶、头孢吡肟、阿米卡星、环丙沙星（或左氧氟沙星）、多黏菌素（黏菌素或多黏菌素B，CR菌株）和头孢他啶/阿维巴坦（CR菌株）。

（3）鲍曼不动杆菌：哌拉西林/他唑巴坦、头孢哌酮/舒巴坦、头孢他啶、头孢吡肟、阿米卡星、环丙沙星（或左氧氟沙星）、多黏菌素（黏菌素或多黏菌素B，CR菌株）和替加环素（CR菌株，中介或耐药菌株是否复核确认）。

（4）金黄色葡萄球菌：青霉素、头孢西丁（或苯唑西林）、红霉素、克林霉素、万古霉素、环丙沙星（或左氧氟沙星）。

（5）肺炎链球菌：头孢曲松/头孢噻肟、左氧氟沙星/莫西沙星、万古霉素、利奈唑胺、青霉素MIC［苯唑西林（OXA）无法预测时］。

（6）粪肠球菌：氨苄西林、高浓度庆大霉素/链霉素、万古霉素。

（7）流感嗜血杆菌和卡他莫拉菌：β-内酰胺酶。

（8）碳青霉烯类耐药肠杆菌目细菌：碳青霉烯酶的检测结果。

（二）耐药程度（50分）

1. 耐药率的评分标准

等于上海市当年平均耐药率者得50分；超过平均耐药率者扣相应分数，低于平均耐药率者加相应分数（表4-3）。

表4-3 每种重点监测耐药菌的评分（分）

超过平均耐药率扣分标准	得分	低于平均耐药率加分标准	得分
超≤10%扣10分	40	低≤10%加10分	60
超10～≤20%扣20分	30	低10～≤20%加20分	70
超20～≤30%扣30分	20	低20～≤30%加30分	80
超30～≤40%扣40分	10	低30～≤40%加40分	90
超>40%扣完50分	0	低>40%加满50分	100

2. 重点监测耐药菌的总评分

每种耐药菌的权重得分＝表4-3的得分 × 权重系数，总得分为6种耐药菌得分的总和，满分为50分（表4-4）。

表 4-4　重点监测耐药菌的权重系数及得分（分）

重点耐药菌	权重系数	表 4-3 得分	得分
MRSA	0.09		
VREFM	0.04		
CRKP	0.12		
CRPA	0.08		
CRAB	0.09		
3rdGC-R	0.08		
合计			

注：MRSA，甲氧西林耐药金葡菌；VREFM，万古霉素耐药屎肠球菌；CRKP，碳青霉烯类耐药肺炎克雷伯菌；CRPA，碳青霉烯类耐药铜绿假单胞菌；CRAB，碳青霉烯类耐药鲍曼不动杆菌；3rdGC-R，头孢噻肟/头孢曲松耐药大肠埃希菌

三、抗菌药物使用权重指数

（一）基础分值（25分）

1. 参与抗菌药物临床应用监测与数据上报工作（10分）

（1）准时上报抗菌药物临床应用监测数据：未完成扣5分，超时扣2分。

（2）上报抗菌药物临床应用监测数据完整性：缺1小项扣1分。

2. 抗菌药物管理工作（15分）

（1）抗菌药物目录及超品规备案（上海市临床药事质量控制中心回执）（5分）。

（2）抗菌药物临时采购管理（5分）。

（3）抗菌药物专项点评及干预记录（5分,缺1小项扣3分）。

（二）综合性医院抗菌药物管理指标分值（20分）

（1）门诊患者抗菌药物使用率≤20%（5分）。

（2）急诊患者抗菌药物使用率≤40%（5分）。

（3）住院患者抗菌药物使用率≤60%（5分）。

（4）住院患者抗菌药物使用强度（≤40,得5分；40～≤45,得4分；45～≤50,得3分；50～≤55,得2分；55～≤60,得1分；>60,不得分）。

（三）重点监测抗菌药物分值（55分）

1. 每类（种）重点监测抗菌药物的评分

以每类（种）抗菌药物使用强度平均数为基准,超过平均数者扣相应分数,低于平均数者加相应分数（表4-5）。

表4-5 重点监测抗菌药物的评分（分）

超过平均数者扣分标准	得分	低于平均数者加分标准	得分
超≤50%扣10分	40	低≤50%加10分	60
超50～≤100%扣20分	30	低50～≤100%加20分	70
超100～≤150%扣30分	20	低100～≤150%加30分	80
超150～≤200%扣40分	10	低150～≤200%加40分	90
超>200%扣完50分	0	低>200%加满50分	100

2. 重点监测抗菌药物的总分（50分）

每类（种）抗菌药物的权重得分＝表4-5的得分×权重系数,总得分为4类（种）抗菌药物（表4-6）得分的总和（满分50分）。

表 4-6　重点监测抗菌药物的权重与得分（分）

重点抗菌药物类别	权重系数	表 4-5 得分	得分
替加环素	0.10		
碳青霉烯类	0.15		
酶抑制剂复合制剂	0.05		
三代头孢	0.10		
喹诺酮类	0.10		
合计			

3. 重点监测药物现场点评（5 分）

随机抽取 10 份特殊使用抗菌药物患者病历及 10 份处方，重点对碳青霉烯类、替加环素、多黏菌素等特殊级抗菌药物的使用合理性及管理情况进行考评（5 分，问题病例或处方 1 份扣 0.3 分）。

四、医院感染权重指数

（一）基础分值（20 分）

1. 医院感染监测信息系统配备情况（10 分）

根据国家卫生健康委和国家医院感染质量控制中心的规定，医疗机构应配备能进行感染病例及暴发预警、数据采集、数据统计分析功能的医院感染信息系统。满分 10 分，扣完为止。

（1）无信息系统，扣 10 分。

（2）有信息系统，但数据采集不规范，扣 4 分。

（3）有信息系统，但是无数据统计与分析功能，扣 2 分。

（4）抗菌药物信息系统不能区分治疗用药还是预防用药，扣 1 分。

2. 数据上报的情况：及时性及完整性（10分）

按照上海市院内感染质量控制中心要求，及时、完整上传医院感染相关监测数据。满分10分，扣完为止。

（1）每月每项数据未及时上报，扣2分。

（2）每月每项数据不完整，扣2分。

（二）监测权重分值（80分）

1. 3种导管相关感染发生率（20分）

防控导管相关血流感染（CLABSI）、呼吸机相关肺炎（VAP）以及导尿管相关尿路感染（CAUTI）可降低多重耐药菌的检出率，故上海市院内感染质量中心要求各医院根据国内外循证医学证据采取综合干预措施做好3种导管相关感染的防控。满分20分，扣完为止。

（1）VAP发生率（6分）：超过3例/千插管日，扣1分；超过5例/千插管日，扣2分；超过10例/千插管日，扣4分；超过15例/千插管日，扣6分。

（2）CRUTI发生率（6分）：超过1例/千插管日，扣1分；超过2例/千插管日，扣3分；超过5例/千插管日，扣6分。

（3）CLABSI发生率（8分）：超过0.5例/千插管日，扣2分；超过1例/千插管日，扣4分；超过2例/千插管日，扣8分。

2. Ⅰ类手术切口围手术期抗菌药物预防使用（12分）

（1）抗菌药物预防使用率（4分）：超过30%，扣1分；超过50%，扣2分；超过75%，扣4分。

（2）预防使用抗菌药物的时间（4分）：超过48 h的比例超过30%，扣1分；超过50%，扣2分；超过75%，扣4分。

（3）预防使用抗菌药物的品种（4分）：第一代头孢和第二代头孢（或联用硝基咪唑类）患者比例不足80%，扣1分；不足75%，扣2分；不足50%，扣4分。

3. 血培养送检率（12分）

（1）下述3种病例中血培养送检率：① 发热（体温不低于38.5℃）同时伴肺炎；② 留置深静脉导管不短于5 d；③ 本次发热后曾送检痰培养的病例。

每一项满分3分：每项低于80%，扣1分；低于70%，扣2分；低于50%，扣3分。

（2）血培养两部位采血且每部位需氧＋厌氧（新生儿除外）（3分）：低于80%，扣1分；低于70%，扣2分；低于60%，扣3分。

4. 手卫生依从性（12分）

（1）手卫生依从性（4分）：低于80%，扣1分；低于65%，扣2分；低于50%，扣4分。

（2）病区皂液和快速手消毒液耗量（4分）：低于17 ml/床日，扣1分；低于13 ml/床日，扣2分；低于10 ml/床日，扣4分。

（3）ICU皂液和快速手消毒液耗量（4分）：低于45 ml/床日，扣1分；低于20 ml/床日，扣2分；低于15 ml/床日，扣4分。

5. 抗菌药物使用前微生物标本送检率（16分）

包括细菌培养、真菌培养等能明确病原体种属的检验方法。

（1）限制使用级（6分）：低于50%，扣2分；低于40%，扣4分；低于30%，扣6分。

（2）特殊使用级（4分）：低于80%，扣1分；低于70%，扣2分；低于60%，扣4分。

（3）医院感染病例（6分）：低于90%，扣2分；低于80%，扣4分；低于70%，扣6分。

6. ICU开展CRE主动筛查情况（8分）

全部ICU（CCU等无CRE检出的ICU除外）均开展，不扣分；部分ICU开展，扣4分；全部ICU均未开展，扣8分。**推荐血液、移植、烧伤创伤等患者免疫力低下的临床部门开展CRE主动筛查**。

世纪出版

责任编辑　夏叶玲
封面设计　萨木文化

§ 三 网 联 动 §
Linkage of Three Networks

上海市细菌真菌耐药监测网
上海市抗菌药物临床应用监测网
上海市医院感染防控与监测网

www. sstp. cn

上架建议：医院管理

ISBN 978-7-5478-6339-8

9 787547 863398 >

定价：68.00元

易文网：www. ewen. co

淘宝、天猫

扫一扫